ANALYSE

DES EAUX MINÉRALES

DE S. VINCENT

ET DE COURMAYEUR.

ANALYSE

DES EAUX MINÉRALES

DE S. VINCENT ET DE COURMAYEUR

DANS LE DUCHÉ D'AOSTE

AVEC

UNE APPENDICE

SUR LES EAUX DE LA SAXE, DE PRÉ S. DIDIER ET DE FONTANE-MORE

PAR M. GIOANETTI

DOCTEUR COLLÉGIÉ, DOYEN, ET VICE-PRIEUR
DE LA FACULTÉ DE MÉDECINE DE TURIN
MÉDECIN PENSIONNAIRE DE S. M.

CONTENANT

Plusieurs procédés chymiques nouveaux utiles pour
l'analyse des eaux minérales en général
& pour celle des sels

A TURIN

CHEZ JEAN-MICHEL BRIOLO

M. DCC. LXXIX.

A SON EXCELLENCE

MONSIEUR LE COMTE

DE PERRON

DE S. MARTIN

BARON DE QUART, SEIGNEUR DE S. VINCENT &c. CHEVALIER GRAND-CROIX DE L'ORDRE MILITAIRE DES SS. MAURICE ET LAZARE, LIEUTENANT GÉNÉRAL DE CAVALERIE, CAPITAINE DE LA SECONDE COMPAGNIE DES GARDES DU CORPS DE S. M., MINISTRE D'ÉTAT, ET RÉGENT LE DÉPARTEMENT DES AFFAIRES ÉTRANGÈRES.

MONSIEUR

L'analyse, que je donne au public, n'aurait jamais vu le jour sans les bontés dont VOTRE EXCELLENCE a daigné m'ho-

norer. Elle a trop de droits fur cet ouvrage, pour que je puiſſe me diſpenſer
de le lui dédier. Miniſtre d'Etat, Guer-
rier & Philoſophe à la fois, votre génie
a embraſſé toutes les ſciences. Dans le
tems même que par l'étude approfondie
de la Tactique & de l'Hiſtoire, vous
vous mettiez au niveau des hautes places,
où votre mérite vous appellait ; au milieu
des plus férieuſes occupations, qui auraient ſuffi ſeules pour abſorber toute
l'activité d'un autre homme, vous trou-
viez cependant aſſez de loiſir pour vous
livrer à l'étude de la nature. Le Jar-
din de Botanique que vous avez fait à
Ivrée, où l'on voit les plantes exotiques
les plus rares raſſemblées au pied des
Glaciers, où l'Ananas bravant l'inclémen-
ce des ſaiſons & du climat, croît ſans

le secours du feu, & multiplie par vos soins, avance ou retarde à votre gré la maturité de ses fruits; cet Enclos à la Chinoise, où vous avez réuni tant d'espèces différentes d'animaux étrangers, qui y perpétuent leur race; l'exactitude enfin des travaux de la Mine d'Olomont attestent à la fois l'universalité de vos goûts, de vos talens, & de vos connaissances.

Attentif à saisir tous les objets qui peuvent intéresser l'humanité, il était difficile que vous ne vous occupassiez pas des eaux minérales. Sachant que celles de Courmayeur étaient mal connues, & que celles de S. Vincent ne l'étaient point encore, vous proposâtes à Sa Majesté, dont l'amour pour ses Sujets est le premier mobile, de m'envoyer fur les lieux faire l'analyfe de ces eaux. Permettez donc, que ce petit ouvrage exécuté par vos ordres, paraiffe au jour fous vos aufpices, & que je puiffe vous donner ainfi un témoignage public de ma vive reconnaiffance, & du profond refpect, avec lequel je fuis

Monfieur

DE VOTRE EXCELLENCE

Le très-humble & très-obéiffant Serviteur
VICTOR-AMÉ GIOANETTI

PRÉFACE.

Si quelqu'un pouvait trouver étrange, que j'aye entrepris de faire l'analyse des eaux de Courmayeur, après celles qu'en ont publiées deux savans Médecins, dont je respecte autant que qui ce soit la mémoire, & les connaissances, MM. Mollo * & Fanton ** ; je le prierais de considérer, que ces Messieurs, d'un mérite d'ailleurs très distingué, ne s'étaient presque point occupés de Chymie ; que l'analyse des eaux minérales, étant la pierre de touche des chymistes, & ce qu'il y a de plus difficile dans cette science, il faut pour y réussir en posséder à fond la théorie & la pratique, & par conséquent s'en être fait de bonne heure une sérieuse occupation, afin d'avoir la main accoutumée aux opérations : je le prierais de considérer qu'au tems de la publication de ces analyses, les connaissances de Chymie étaient en général bien éloignées du dégré de perfection, où elles sont parvenues actuellement par les travaux immenses des Pott, des Margraff, des Macquer, des Beaumé, des Bergman, des Morveau, des Scopoli, des Sage, & de tant d'autres Savans illustres, qu'il serait trop long de nommer : je le prierais enfin de considérer, que la nature du principe volatil éla-

---

* Traité des eaux minérales de Courmayeur par M. Mollo Docteur en Médecine in 8. à Genève 1728.

** Joan. Fantoni Comment. de quibusdam aquis medicatis, &c. in 8. Taurin. 1747. cap. de aquis Augustanis.

stique qui se trouve dans la plupart des eaux minérales, & particulièrement sa qualité aérienne n'étaient alors nullement connues ; que ce n'est que d'après les expériences industrieuses de MM. Vénel, Black, Machbride, Jacquin, Priestley, Macquer, Morveau, & singulièrement de M. Lavoisier, que nous en avons des notions claires, & distinctes. MM. Mollo, & Fanton ont fait sans doute tout ce qu'ils ont pu faire ; mais le tems n'était pas encore venu où l'on pût faire beaucoup. On ne doit pas être surpris par conséquent, si la matière, quoique déjà traitée, m'a paru presque entièrement neuve ; & l'on verra aisément, si l'on veut se donner la peine de comparer nos analyses, qu'elle l'était en effet.

D'ailleurs le but de cet ouvrage n'est pas seulement de rapporter les diverses expériences, par lesquelles je me suis assuré de la nature & de la quantité des principes des eaux minérales de s. Vincent, & de Courmayeur, mais de publier en même tems quelques procédés, que je crois inconnus encore, & qui pourront fournir aux *Analystes* des moyens nouveaux pour parvenir à leur but.

J'ai tâché autant que le pouvait comporter la nature de mon ouvrage, de rapporter toutes mes expériences à une théorie certaine. Si quelques points néanmoins paraissaient ou hasardés, ou dénués de preuves, c'est qu'il aurait fallu me jetter dans des digressions trop longues pour les établir ; ce que je n'ai pas cru devoir faire, parceque j'ai considéré qu'une analyse consistait plutôt en une suite d'expériences, qu'en une suite d'idées, & qu'il importait infiniment plus de développer les faits que de les expliquer.

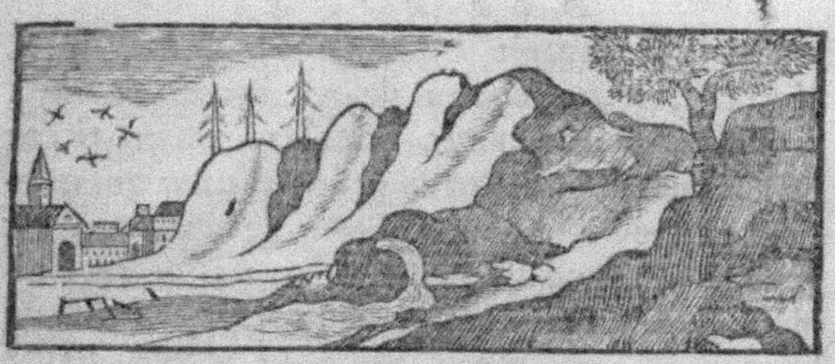

ANALYSE
DES EAUX MINÉRALES
DE S. VINCENT.

CHAPITRE I.

§. 1.

Personne n'ignore les grands avantages qu'on a retiré dans tous les tems de l'usage des eaux minérales : & je crois que les Médecins se détermineraient à les ordonner plus souvent, & que l'on aurait moins de répugnance à aller les prendre sur les lieux, si la nature n'en avait pour l'ordinaire placé la source dans des endroits écartés, où l'on ne parvient, que par de très mauvais chemins capables de fatiguer, & dégouter les malades. Ceux

à qui l'on aurait conseillé les eaux de S.
Vincent, n'ont aucun de ces inconvéniens à
craindre. Ce village, dont ces eaux tirent
leur nom, est situé sur la grande route qui conduit d'Ivrée à la Cité d'Aoste, de laquelle il est
encore éloigné d'environ dix milles de Piémont, qui font à peu près cinq lieues de
France. Il est placé au pied d'une haute
montagne, qui le garantit totalement des
vents du Nord, à un mille & demi de Châ-
tillon. Les étrangers qui viennent chercher
dans ses eaux un remède à leurs maladies,
trouvent encore dans cette jolie petite ville,
les plaisirs & les agrémens de la Société. Le
climat en est doux, & agréable: l'air bon
& salubre: il y regne assez constamment en
été un vent frais, qui tempère les grandes
chaleurs: les habitans sont affables, gra-
cieux, & prévenans: les environs sont fer-
tiles, & produisent abondamment du four-
rage, du vin, du froment & de toutes sortes de fruits: la Doire qui passe auprès,
fournit beaucoup d'excellentes truites.

§. 2.

La source de l'eau minérale dont je vais
donner l'analyse, n'est éloignée du Village

que de 238. trabucs * : elle jaillit d'un roc ſtéatiteux : elle eſt ſituée dans une petite Vallée, qu'on appelle la Vallée de Vagnod, qui conduit au Village de Moron. Le chemin qui va à la ſource eſt très-commode, & on y marche à l'ombre. L'eau ſort d'un baſſin qu'on a creuſé dans le roc. De tems à autre des bulles d'air s'élévent du fond à la ſuperficie. Cette eau eſt claire & limpide : ſon gout eſt piquant, ſalé, & ferrugineux : elle teint en rouge les terres & les pierres ſur leſquelles elle coule. On doit la découverte de cette ſource à M. l'Abbé Perret qui habite à S. Vincent, & qui aime, & cultive l'hiſtoire naturelle.

§. 3.

Le 8. juillet 1778. à ſix heures du matin, la chaleur de l'Atmoſphère étant à 17. dégrés, graduation de Réaumur, celle de la ſource n'était qu'à dix. Par une multitude d'obſervations faites en différens tems, je

---

** Le trabuc eſt une meſure de Piémont, qui eſt à la toiſe de Roi, comme 8. eſt à 5. de ſorte que 238. trabucs équivalent à 380. toiſes, 4. pieds, 9. pouces, 7. lignes, & un cinquième de ligne de Roi.*

me fuis convaincu que ce dégré de chaleur était conftant dans la fource, quelques fuffent les variations de celle de l'atmofphère.

§. 4.

La diffolution bleue de Tournefol inftillée dans les eaux de S. Vincent rougit auffitôt; ce qui indique la préfence d'un acide libre dans ces eaux. Si on y trempe au contraire du papier teint avec le fuc du *Solanum bacciferum* de Guinée, il retient pendant quelque temps fa couleur violette, mais en fe defféchant enfuite il fe colore d'un très-beau vert, ce qui parait prouver qu'elles font d'une nature alkaline.

De femblables phénomènes, en apparence contradictoires, ont induit le Docteur Fanton * à croire, que les eaux de Courmayeur contenaient vraiment deux principes oppofés, l'un acide, & l'autre alkali, tous deux libres, & fans que l'un eût aucune action fur l'autre: opinion qu'on ne peut admettre, eu égard à l'affinité qu'il y a entre ces deux principes, & d'autant moins encore qu'ils fe

* *Fanton pag.* 21.

trouveraient tous deux en diſſolution dans un menſtrue aqueux, ce qui favoriſerait la réaction mutuelle de l'un ſur l'autre, bien loin d'y porter obſtacle. Mais il n'eſt pas impoſſible de rendre raiſon de ces contrariétés apparentes, ſans recourir à des ſuppoſitions démenties par les faits les plus avérés qu'il y ait en Chymie.

Toute ſubſtance alkaline peut être ſaturée d'acide avec excès ; moyennant une plus ou moins forte chaleur, ſelon la nature de l'acide & ſon dégré d'affinité avec la ſubſtance alkaline à laquelle il eſt uni, non ſeulement l'on fait évaporer cet excès d'acide, & on obtient ainſi un ſel parfaitement neutre, mais quelque fois on vient encore à bout de dégager entiérement l'acide de ſa baſe, & de retirer la partie alkaline toute pure. L'on a des exemples du premier cas dans le nitre, le ſel commun, le tartre vitriolé, &c. qu'on peut ſurcharger de leur propre acide, & ramener enſuite par le moyen du feu à l'état de parfaite neutraliſation ; l'on a des exemples du ſecond cas dans la terre foliée de tartre, qu'on peut ſaturer avec excès de l'acide du vinaigre, & par un feu convenable réduire ſucceſſivement en un ſel parfaitement neutre, & en un ſel alkali pur, tel qu'il était

avant fa combinaifon avec l'acide du vinaigre. Or c'eft là précifément ce qui fe paffe
dans les eaux qu'on nomme gazeufes, aérées,
& auffi très-proprement eaux acidules *,
dans la claffe defquelles je place les eaux
de S. Vincent.

Ces eaux gazeufes, entr'autre chofe, tiennent
en diffolution ordinairement des fels, dont les
principes conftitutifs font des fubftances alkalines & de l'air fixe, que Wan-Helmont
nommait Gas, & que M. Macquer appelle
Gaz Méphitique, & que je crois être le ré-
fultat d'un acide particulier, que je nomme
Atmofphérique ** intimément combiné avec

----

*Feu M. *Venel* Profeffeur de Chymie de l'Univer-
fité de Montpellier très-habile Chymifte, & furtout
grand Analyfte eft le premier, qui après *Wan-Helmont*
ait découvert de l'air fixe dans les eaux minérales;
mais faute d'avoir connu la nature acide de ce même
air, il a publié deux differtations qui font inférées dans le
fecond volume des mémoires des favans étrangers, dans
lefquelles il prétend démontrer, que les eaux minérales,
que jufqu'alors on avait coûtume de nommer acidules, mé-
ritaient plutôt le nom d'alkalines, ne contenant fuivant
lui aucun acide, mais bien des fubftances alkalines.

** Je le nomme atmofphérique parcequ'il fe trouve
conftamment répandu dans tout l'air de l'atmofphère,
& par la grande affinité qu'il a avec elle, puifqu'il
en entraine même une portion confidérable dans les fubftances, où il fe fixe.

une certaine quantité d'air. Quoiqu'il en
foit, il eſt certain que l'air fixe eſt un acide, puiſqu'il ronge & diſſout les métaux,
adoucit & rend cryſtalliſables les alkalis
déliqueſcents, & réduit les alkalis volatils
en une eſpèce particulière de ſel ammoniac
deſtitué de toute odeur, dont les alkalis
fixes dégagent dérechef l'alkali volatil. Cet
acide ſe retrouve dans les eaux gazeuſes en
une quantité qui excède de beaucoup le
point de ſaturation; c'eſt pourquoi elles méritent à juſte titre en cet état le nom d'eaux
acidules. Or ce principe étant extrêmement
volatil, & ayant une très grande affinité avec
l'air atmoſphérique, il n'eſt pas poſſible de
le retenir à moins qu'on ne lui préſente
quelque ſubſtance avec laquelle il puiſſe
ſe combiner; mais ſans cette précaution,
quelques ſoins qu'on ſe donne d'ailleurs, il
doit bientôt ſe diſſiper, après quoi ces mêmes eaux ne méritent plus à la rigueur ni
le nom d'acidules, ni le nom d'alkalines,
puiſque pour lors les principes qui y ſont
contenus ſe retrouvent dans un état de parfaite neutraliſation, les parties alkalines n'ayant
retenu que cette quantité d'acide, qui étoit
néceſſaire pour leur ſaturation.

Il eſt bien vrai que l'on donne impro-

prement aux fels neutres, qui en réfultent,
les noms d'alkali, ou de terre alkaline, fi
c'eft un alkali, ou une terre alkaline qui
en forme la bafe; & cela à raifon de quelques rapports communs que ces fels ont avec
les fubftances vraiment alkalines. Par exemple les uns & les autres forment avec les
différens acides différentes efpèces de fels
neutres, verdiffent également bien le firop
violat, & la teinture du *Solanum bacciferum*,
& enfin font reprendre la couleur bleue à
la teinture de Tournefol, lorfqu'elle a été
changée en rouge par un acide. Mais pour
peu que l'on veuille réflechir fur l'extrème
volatilité du gaz méphitique, & fur le peu
d'affinité qu'il a avec les fubftances alkalines en comparaifon des autres acides, il
ne fera pas difficile de rendre raifon de
l'identité de ces phénomènes, fans recourir
à l'identité des fubftances alkalines, & de
ces mêmes fubftances neutralifées par le gaz:
car premierement il eft aifé de concevoir,
que fi l'alkali faturé d'air fixe forme avec
les acides les mêmes fels neutres que l'alkali
proprement dit, c'eft qu'il eft dégagé de
fon acide avec lequel il a moins d'affinité
qu'avec les autres acides, ce qui eft prouvé
par l'effervefcence qui a lieu alors. Ainfi le

ſel marin, quoiqu'il ſoit inconteſtablement un ſel neutre, fait efferveſcence, & conſtitue avec l'acide vitriolique un autre ſel neutre connu ſous le nom de ſel de Glauber, ſel qui réſulte auſſi de la combinaiſon de l'acide vitriolique avec le ſel alkali fixe minéral. Secondement la raiſon pourquoi l'alkali neutraliſé par le gaz méphitique reſtitue néanmoins à la teinture de Tourneſol rougie par les acides ſa couleur bleue primitive tient à la même théorie, l'air fixe dégagé par les acides ſe diſſipe à raiſon de ſa volatilité : l'alkali ſe combine avec les acides, & ceux-ci en cet état perdent, comme on fait, la propriété de rougir les couleurs bleues des végétaux. Troiſiémement quant au ſirop violat, qui verdit avec l'alkali quoique neutraliſé par l'air fixe, & à la teinture du *Solanum bacciferum* qui préſente le même phénomène, il y a apparence que l'alkali aura plus d'affinité avec ces teintures qu'avec l'air fixe qui lui eſt uni. Ce qu'il y a de certain, comme je l'ai déja dit, c'eſt que l'air fixe eſt un acide, & par conſéquent que quand il ſe combine avec un alkali il doit en réſulter un ſel neutre, d'où il ſuit qu'il n'y a de ſubſtances vraiment alkalines que celles qui ſont cauſtiques, leſquel-

les s'uniffant avec les acides fans effervefcence, conftituent des fels neutres fans dégagement d'aucun principe. Cependant pour
ne pas m'écarter de l'ufage, je donnerai
toujours le nom d'alkali & de terres alkalines aux alkalis, & aux terres de cette
nature, lors même qu'ils feront unis avec
l'air fixe, & j'ajouterai l'épithète de *caufli-*
que, quand je voudrai parler des fubftances
vraiment alkalines.

§. 5.

A ce que j'ai dit jufqu'à préfent pour
prouver que les eaux de S. Vincent font
gazeufes, aérées, ou acidules, j'ajouterai encore 1. que ces eaux font fauter le bouchon
des bouteilles dans lefquelles on les renferme,
& les font même crever lorfqu'elles font
trop pleines: 2. que fi on remplit une bouteille jufqu'au col, d'eau de S. Vincent,
qu'on l'agite enfuite fortement, & qu'en
cet état on en plonge le col dans un vafe
d'eau en obfervant de la tenir bouchée avec
le pouce jufqu'à ce que le col foit fous
l'eau, fi alors on retire le pouce, on voit
l'eau qui était dans la bouteille diminuer
fenfiblement, & l'efpace qu'occupait l'air,

augmenter; effet, dont on s'apperçoit encore mieux, si en rebouchant la bouteille pendant que le col en est encore dans l'eau,
on la retire ensuite pour l'examiner plus com-
modément. Or cet effet ne peut être attri-
bué qu'au dégagement de l'air fixe contenu
dans l'eau de la bouteille, lequel recouvrant
son élasticité dans l'instant de son dégagement, force par son expansion l'eau à sortir: 3. que si on abouche une cloche de verre pleine d'eau sur la superficie de la Source,
petit-à-petit l'eau contenue dans la capacité
de la cloche diminue, les bulles qui s'élè-
vent du fond du bassin en prennent la place, & si lorsque la cloche est remplie de
cette espèce d'air on la porte sur une chandelle allumée, la chandelle s'éteint incontinent, de même que si on la plongeait dans
l'eau: 4. qu'en distillant les eaux de S. Vincent, & en recueillant les vapeurs, qui s'en
élévent, dans un récipient, où l'on ait mis
une dissolution de Tournesol, la dissolution
devient rouge.

§. 6.

Les diverses expériences, que je viens de
rapporter, mettaient en évidence la qualité

acidule & gazeufe des eaux de S. Vincent;
mais cela ne me fuffifait pas: j'aurais voulu
déterminer la quantité abfolue d'air fixe,
qu'elles contenaient, non par le volume qu'il
acquiert lorfqu'il eft dégagé de l'eau, comme on le pratique ordinairement dans l'analyfe des eaux minérales, ce qui eft peu in-
ftructif, * mais par le poids, ce que je ne
fais pas qu'on ait jamais effayé, & ce qui
eft cependant beaucoup plus utile. D'ailleurs
je n'aurais pu apprécier le volume que d'une
maniére fort imparfaite, faute d'avoir avec
moi, & de pouvoir me procurer fur les lieux
l'ingénieux appareil, dont on trouve la de-
fcription dans les opufcules Phyfiques & Chymiques de M. Lavoifier, avec lequel ce
Savant illuftre a fait tant & de fi belles découvertes fur l'air fixe. Réfléchiffant donc

---

* *La connaiffance du volume de l'air fixe contenu
dans une eau minérale n'inftruit pas de la proportion,
dans laquelle cet air y eft mêlé. Il faudrait pour cela
connaître exactement la pefanteur fpécifique de l'air fixe, que vraifemblablement on ne faura de long-tems que
par approximation, eu égard qu'il s'agit d'un fluide
extrêmement raréfiable, & par conféquent que dans les
expériences propres à la déterminer, il faudrait tenir
compte des moindres variations de l'atmofphère.*

que, selon les expériences de M. Jacquin *,
32. onces de terre calcaire, c'est-à-dire de la
pierre à chaux pure contenaient treize onces
d'air fixe, deux onces d'eau, & 17. onces
de terre caustique, & que cette terre caustique exposée à l'action de l'air libre repre-
nait au bout d'un certain tems les principes
qu'elle avait perdus pendant sa calcination,
redevenait terre calcaire, & acquérait exactement le même poids qu'elle avait auparavant, je résolus de partir d'un fait aussi
décisif, & aussi bien prouvé pour diriger
mes recherches.

C'est pourquoi je mis deux livres ** de
l'eau de la source dans un alambic de verre,
auquel j'adaptai un recipient de même matière, dans lequel j'avais introduit de l'eau
de chaux, & après avoir luté les jointures,
je procedai à la distillation. Je vis d'abord
une nuée blanche se former sur la superficie de l'eau de chaux, qui peu à peu devint entiérement laiteuse. A la fin il se pré-

---

* *Examen chimicum doctrinae Meyeranae de acido
pingui, & Blachianae de aëre fixo respectu calcis, Au-
ctore Nicolao Josepho Jacquin. Vindobonae 1769.*

** *La livre dont il est question dans cet ouvrage, est
de 12. onces poids de Marc.*

cipita une poudre blanche, laquelle étant
féparée de la liqueur claire qui furnageait,
bien edulcorée avec de l'eau diftillée, &
enfuite deffechée pefait 13. grains. Je reconnus que ce n'était autre chofe que de
la crème de chaux, ou de la terre calcaire
reffufcitée. Quoique cette expérience four-
nît une nouvelle preuve de la qualité aérée
des eaux de S. Vincent, elle ne fuffifait cependant point pour déterminer au jufte la
quantité d'air fixe qu'elles contenaient. En
effet il n'était guéres poffible en procédant
par cette méthode de ne pas laiffer échap-
per par les jointures quelques portions d'un
principe auffi fubtil & auffi volatil. Je me
déterminai donc à faire une autre expérience plus décifive.

Je me tranfportai à la fource avec deux
flacons de cryftal bien nets dans un defquels
j'avais plufieurs livres d'eau de chaux très-
claire & récemment faite. Je mis dans l'autre
deux livres d'eau de S. Vincent, & y ayant
verfé par deffus neuf livres d'eau de chaux,
je bouchai incontinent le flacon : je le fecouai un peu, & puis je le laiffai en repos.
L'eau devint d'abord laiteufe, & en peu de
tems il fe fit un précipité blanc. Je féparai
avec un fiphon l'eau claire, qui furnageait,

& après avoir bien édulcoré le précipité avec de l'eau distillée, j'obtins par le desséchement 106. grains d'une terre calcaire très-blanche.

Il est clair que l'air fixe ayant plus d'affinité avec la chaux qu'avec toute autre substance, je m'étais emparé par ce procédé & de l'air fixe qui était en liberté dans l'eau, & de celui qui pouvait y être combiné avec des substances alkalines. Or comme mon but était de déterminer seulement, quelle était la quantité libre de ce principe volatil, je fis bouillir dans un vase de verre ouvert deux autres livres d'eau de la source, afin que tout le gaz méphitique, qui y était en liberté pût se dissiper, & je continuai l'ébullition assez long-tems pour que la moitié de l'eau s'évaporât. Bien assuré alors qu'il ne pouvait y avoir d'air fixe que celui, qui y aurait été engagé dans quelque base alkaline, je versai de l'eau de chaux sur le résidu, comme j'avais fait dans l'expérience précédente, mais je n'obtins plus que 28. grains de terre calcaire.

Il est sensible que les 78. grains que m'avait donnés de plus l'expérience précédente avaient été produits par l'air fixe libre, qui était dans l'eau. Or si deux livres d'eau

de S. Vincent contiennent affez d'air fixe
libre pour former 78. grains de terre calcaire, une livre en contiendra la quantité fuffifante pour 39. & fi felon la découverte de
M. Jacquin, 32. onces de terre calcaire contiennent 13. onces d'air fixe, 39. grains en
contiendront 15+27 : 32 de grains, d'où il
fuit en dernière analyfe que chaque livre
d'eau de S. Vincent contient 15. grains &
27 : 32., ou à très peu près 16. grains d'air
fixe, ou de gaz méphitique en état de liberté. Au refte je dois avertir ici qu'ayant
répété plufieurs fois les expériences précédentes, elles ont toujours eu le même fuc-
cès, quoique j'aye employé l'eau de chaux
à différentes dofes. Ceux néanmoins qui
voudraient fe fervir de la même méthode
pour éprouver les eaux minérales, devront
ufer auffi de la même précaution que j'ai
eue d'abonder plutôt dans la dofe de l'eau
de chaux, crainte de ne pas s'emparer de
tout l'air fixe contenu dans l'eau en emplo-
yant une dofe infuffifante. Car quoiqu'un
Chymifte exercé & attentif faififfe affez facilement le point de faturation, il vaut
beaucoup mieux ne pas trop compter fur
foi, quand il s'agit d'une expérience déli-
cate, que de s'expofer à la mal faire.

§. 7.

Après avoir déterminé la quantité d'air fixe libre, qui se retrouvait dans les eaux de S. Vincent, j'ai examiné si elles contenaient du fer, comme leur goût m'avait paru l'indiquer. Sur 472. onces d'eau récemment prise à la source j'ai versé 5. onces de teinture de noix de galle. Ce mélange devint tout de suite de couleur de pourpre, & par le repos il laissa tomber au fond du vase un précipité de la même couleur, mais très-foncée. Ce précipité ayant été lavé, bien édulcoré avec de l'eau distillée, & parfaitement desséché au Soleil était luisant & noir comme du jais, & ressemblait en tout à une fécule d'encre ; il pesait 25. grains. J'ai répété plusieurs fois cette expérience avec une plus forte dose de noix de galle, & le produit n'a jamais augmenté de poids. Ce précipité cependant n'était pas attirable à l'aimant : il était soluble plus ou moins parfaitement, mais toujours sans effervescence, dans l'esprit de vinaigre, de sel commun, de nitre & de vitriol : toutes ces dissolutions avaient une teinte jaune plus ou moins foncée, & toutes refusaient de noircir avec la teinture de noix de galle, ce que j'attribuai non à l'absence du fer, mais à l'excès de l'acide employé, puisque toutes donnerent des marques non équivoques de la présence du fer, ayant acquis avec l'alkali de Prusse en liqueur une couleur bleue, ouverte plus ou moins foncée. C'était là une preuve bien sensible de la présence du fer, d'autant plus que je m'étais assuré de la pureté des acides que j'avais employés, & de celle de la liqueur prussienne *. En

* *Si quand il s'agit de faire l'analyse d'une eau minérale, on ne saurait être trop scrupuleux sur la préparation des substances, dont on fait usage: c'est surtout lorsqu'on emploit des acides minéraux & de la liqueur prussienne; car si on s'en sert, sans s'être bien assuré auparavant de leur pureté, on court risque d'avoir des résultats trompeurs, & de croire avoir trouvé du fer, où il n'y en avait point. C'est peut-être là ce qui est arrivé à M. Baunach, qui a publié dans le journal de physique des procédés pour faire du bleu de Prusse avec tous les métaux, procédés que j'ai répétés sans succès. Peut-être aussi a-t-il employé des métaux, qui n'étaient pas entiérement exempts de fer.*

D'après la solide théorie, que M. Macquer a donné du bleu de Prusse, M. Baumé a publié dans le tome second de sa Chymie expérimentale, & raisonnée, une méthode très-ingénieuse pour perfectionner la liqueur prussienne en la neutralisant, & lui ôtant ainsi cette portion de bleu de Prusse, qu'elle tient toujours en dissolution.

effet j'avais traité mes acides avec cette liqueur, & je n'avais retrouvé que le vitriolique, qui ne fut pas parfaitement pur.
Ce ne fut pas cependant celui qui me donna
le plus beau bleu, mais celui de nitre, qui
par sa plus grande affinité avec le phlogi-

---

*Cependant je ne peux dissimuler, qu'ayant répété
son procédé le plus exactement qu'il m'a été possible,
je n'ai pas eu lieu d'en être entièrement satisfait. J'ai
obtenu à la vérité une liqueur, qui ne précipitait plus
la dissolution d'alun, & qui ne me donna point de
précipité bleu en y ajoutant de l'acide du vinaigre. Je
m'apperçus néanmoins qu'elle tenait encore du bleu de
Prusse en dissolution même après une digestion de 4. à
5. jours. Car elle m'en fournit encore non seulement
avec un esprit de sel, qui cependant n'en donnait aucun indice, étant traité avec l'alkali simplement phlo-
gistiqué, mais encore en évaporant tout simplement cette liqueur jusques à siccité. C'est pourquoi d'après ses
lumières, & sur les mêmes fondemens que lui, j'ai imaginé deux autres méthodes à la vérité peu différentes
de la sienne, mais qui sont plus aisées, & qui réus-
sissent beaucoup mieux.*

*La première consiste à surcharger un peu la liqueur
prussienne d'esprit de vinaigre, & à en faire évaporer
ensuite toute l'humidité à une légère chaleur, comme si
on voulait faire de la terre foliée de tartre, après quoi
on dissoudra la masse restante dans de l'eau distillée,
& on passera la dissolution à travers le filtre. Tout le bleu
de Prusse s'en séparera, & l'on aura une liqueur tota-*

ſtique, avait attaqué plus efficacement que tous les autres, & diſſout preſqu'entièrement le précipité.

Mais il me reſtait encore à ſavoir quelle quantité de fer il contenait, ce qui empêchait l'action de l'aimant ſur lui, ſi ce fer exiſtait dans les eaux, ou dans la teinture de galle, vû qu'on retire du fer de la galle brûlée, & enfin en quel état il ſe retrouvait dans les eaux.

La voie par laquelle j'avais obtenu ce précipité ferrugineux, ſa reſſemblance à la fécule de l'encre, la plus grande action de l'acide nitreux ſur lui, me portaient à croire que s'il n'était point attirable à l'aimant, c'était qu'il était ſurchargé du phlogiſtique de la galle. Comme je m'en étais procuré une bonne proviſion, je pouvais faire des expériences pour m'en aſſurer. J'en expoſai

---

lement exempte de fer, composée de liqueur pruſſienne, & de terre foliée, qui ne nuit pas.

La ſeconde conſiſte à neutraliſer l'alkali phlogiſtique ou la liqueur pruſſienne avec une diſſolution d'alun : l'on filtre après la liqueur, on la fait évaporer, & criſtalliſer juſqu'à ce que tout le tartre vitriolé, qui s'eſt formé, ſe ſoit entièrement ſéparé, & pour lors on a une liqueur pruſſienne dans un dégré éminent de pureté.

donc au feu 30. grains dans un creuſet fer‑
mé de ſon couvercle & bien lutté, & l'ayant
tenu rouge pendant un tems convenable,
je le retirai du feu. L'excès du phlogiſtique
s'étant évaporé les trois quarts du précipité
ſe ſont auſſi diſſipés, & il n'eſt reſté dans
le creuſet que 7+1 : 2 grains de fer attirable
par l'aimant, d'où l'on voit, en faiſant les
calculs & réductions néceſſaires que chaque
livre d'eau de S. Vincent contient environ
un ſeptieme de grain de fer.

Je me ſuis aſſuré en effet que ce fer
n'était point un produit de la teinture de
galle, mais qu'il exiſtait dejà dans les eaux
de S. Vincent, lorſque j'y avais verſé de
cette teinture ; car j'ai obſervé pluſieurs
fois que, ſi je laiſſais l'eau pendant quelque
tems dans un vaſe ouvert, il ſe formait un
précipité ochreux, & qu'enſuite après avoir
décanté l'eau, la teinture de galle n'y fe‑
ſait plus aucun effet. Soit donc que le fer
qu'on a retiré des cendres de ce végétal
s'y trouvât accidentellement, ſoit que l'in‑
cinération ſoit un moyen de le produire,
ou de le développer, comme le penſe
M. de Buffon, il eſt certain que la teinture
de galle mêlée avec de l'eau, qui ne con‑
tient point de fer, n'en fournit pas un ato‑

me. A quoi j'ajouterai que la liqueur pruſſienne inſtillée ſur la teinture de galle, ſoit
qu'on l'aie extraite moyennant l'eau, ou
l'acide du vinaigre, ne colore pas en bleu
cette teinture. Ainſi ceux qui ſe fondent ſur
le fer, que donne l'incinération de la galle
pour révoquer en doute l'exiſtence de ce
métal dans les eaux minérales, s'appuyent
ſur une expérience qui ne décide rien.

Pluſieurs ne réfléchiſſant pas que les métaux ne peuvent ſe retrouver diſſous dans
les eaux gazeuſes dans leur état métallique,
parceque de leur union avec le gaz il doit
néceſſairement réſulter un compoſé ſalin connu ſous le nom de chaux, ſe ſont imagi-
nés fauſſement que le fer, qui était précipité en pourpre par la teinture de galle
était un fer dans ſon état métallique, qui
ſe tenait ſuſpendu dans l'eau à la faveur de
la petiteſſe de ſes molécules *. Ce qui peut
avoir donné lieu à cette erreur, eſt l'obſervation qu'on a faite, qu'il ſe formait de même un précipité pourpre par l'inſtillation de
la teinture de galle dans l'eau, qui avait
ſervi à la préparation de l'Ethiops martial;

---

* *Traité des eaux minérales par M. Monnet.*

mais la faveur ferrugineufe de cette eau,
l'odeur de foie de foufre qu'elle acquiert
principalement dans les vaiffeaux clos, le
réfidu de fon évaporation, qui eft un vrai
crocus, font autant de preuves que, quoique
l'éthiops paraiffe à l'oeil n'avoir rien perdu
de fa nature métallique, quoiqu'il foit encore attirable à l'aimant, cependant il ne laiffe
pas d'avoir fubi de grands changemens à la
faveur d'un mouvement inteftin qui s'y eft
établi par le concours de l'air & de l'eau.
J'aurais plufieurs chofes à ajouter fur ce
fujet, fi je ne craignais de me jetter dans
des difcuffions étrangères à mon objet, ainfi
je me contenterai de démontrer par l'expérience fuivante en quel état le fer fe retrouve dans les eaux de S. Vincent.

Si l'on prend dix à douze livres de ces
eaux, ou de quelque autre eau martiale,
& gazeufe à la fource & qu'on les mette
dans un grand vaiffeau de verre qu'on laif-
fera ouvert, on obferve qu'à mefure que
l'air fixe s'évapore, la première chofe qui
fe précipite de ces eaux eft une fort petite quantité de terre ochreufe jaunâtre très-
fine & très-légère, & qu'après que cette
terre eft toute précipitée, l'eau fe trouve
deftituée de la faculté de pouvoir être teinte

par l'infufion de la galle: dans cet état de
chofes fi on fépare autant que l'on peut
l'eau au moyen d'un fyphon, prenant gar-
de de troubler le dit précipité & qu'enfuite l'on ajoute à ce qui refte un peu d'efprit
de fel, ce précipité fe diffoudra de nouveau,
& cette diffolution formera de l'encre avec
la teinture de la noix de galle, & de l'azur
avec la liqueur pruffienne : ce qui prouve
que ce dépôt eft un précipité martial prove-
nant du fer, qui était diffous dans ces eaux.
Que fi à l'efprit de fel l'on fubftituera
l'efprit de vinaigre, cet acide moyennant
une petite digeftion diffoudra auffi ce précipité ochreux, mais cette diffolution moyennant la teinture de galle fe précipitera
en pourpre. Or dira-t-on que ce fer, quoique fous forme d'ochre, n'était cependant
que du fer en nature, & qu'il ne fe fou-
tient dans l'acide du vinaigre qu'à la faveur de la petiteffe de fes mollécules, parcequ'il eft précipité en pourpre par la noix
de galle? Je ne le crois pas fans doute :
en effet fi le fer ne fe précipite de ces eaux,
qu'à mefure que l'air fixe fe diffipe, qui
peut douter, qu'il ne fe tienne en diffolution qu'à la faveur de l'air fixe, & non
par la petiteffe de fes mollécules? Car dans

cette dernière suppofition il eſt ſenſible que l'eau étant plus denſe après le départ de ce fluide volatil & élaſtique qu'auparavant, le fer devrait mieux s'y ſoutenir encore : que l'on ajoute auſſi que le ſuſdit précipité martial n'eſt aucunement attirable par l'aimant.

Mais ce qui prouve demonſtrativement que le fer des eaux gazeuſes y eſt diſſout par le gaz, c'eſt, que ſi après que celui qui était contenu naturellement, s'eſt évaporé, & que le précipité ochreux s'eſt formé, on redonne à l'eau l'air fixe qu'elle avait perdu, le précipité ſe diſſout de nouveau, & on recompoſe ainſi l'eau gazeuſe qui s'était decompoſée d'elle-même. Or on ſait que le gaz méphitique ne peut agir ſur le fer ſans le réduire en chaux ; c'eſt donc dans cet état qu'il eſt diſſout dans les eaux gazeuſes. Lorſqu'il n'y a que cette quantité d'air fixe qui eſt néceſſaire pour la ſaturation du fer, la chaux qui en réſulte eſt un ſel métallique indiſſoluble dans l'eau, mais ſi la quantité d'air fixe eſt ſurabondante, l'excès de ce menſtrue diſſout cette chaux métallique, en quoi il agit avec cette chaux à peu près comme avec les terres calcaires, & comme l'acide marin ſe comporte avec le Mercure.

De tous les détails de l'expérience précédente on peut conclurre:

Premièrement qu'il n'existe pas de fer volatil dans les eaux gazeuses, comme Fanton l'avait cru de celles d'Amphion * & Geoffroi de celles de Passy, & de Forges **.

Secondement que le fer qu'on retire des eaux minérales gazeuses n'est pas un produit de la teinture de galle.

Troisièmement qu'on peut reconnaître s'il existait ou non du fer dans les eaux minérales, après même que l'air fixe s'en est évaporé, & que l'infusion de galle ne les teint plus en pourpre.

Quatrièmement. Que l'on peut rétablir dans toutes leurs forces les eaux minérales gazeuses après même qu'elles ont considérablement souffert.

** Loco citato pag. 34. aquam bibere ad scaturiginem opus est: alio translata, quam accepit a vena ferri vim, prope omnem deperdit, propterea quod ejus metalli substantia mirabiliter divisa est in partes minutissimas brevi avola ntes.*

*** Mater. Medic. parte 1. artic. 4. Metallicas scilicet partes, quibus impregnantur, adeo tenues esse, atque volatiles, ut aquæ colorem, & limpiditatem immutare nequeant, quin facile avolent. Illæ enim, inquit, per a liquot dies aëri expositæ, & sapore, & virtute prorsu s destituuntur.*

§. 8.

La liqueur pruſſienne verſée dans les eaux de S. Vincent leur fait prendre une petite teinte bleue, ce qui ne confirme pas ſeulement l'exiſtence du fer dans ces eaux, mais fournit encore une nouvelle preuve de la nature acide de l'air fixe. On ſait que le bleu de Pruſſe ſe produit par une double affinité, & que le fer ſans un acide dont il puiſſe faire un change avec le ſel alkali, ne peut dépouiller la liqueur pruſſienne de ſon phlogiſtique pour s'en ſurcharger, & par-là paſſer à l'état de bleu de Pruſſe; puiſque donc il eſt démontré que le fer qui ſe trouve en diſſolution dans les eaux gazeuſes, n'y eſt diſſout qu'à la faveur de l'air fixe, & forme de l'azur avec la liqueur pruſſienne, il eſt clair que l'air fixe eſt de nature acide; je dirai auſſi en paſſant que la formation du bleu de Pruſſe dans les eaux martiales, & gazeuſes prouve encore que l'alkali de cette liqueur, abſtraction faite du phlogiſtique qui le ſature, s'y retrouve dans un état de cauſticité, car il ne pourrait y avoir lieu ſans cela à la double affinité néceſſaire pour convertir le fer en bleu de Pruſſe.

§. 9.

La diſſolution d'alun trouble d'abord l'eau
de S. Vincent ; il ſe forme incontinent une
eſpèce de précipité blanc & léger qui ſe
tient ſuſpendu dans l'eau, ce qui y démontre l'exiſtence de quelque ſubſtance alkaline capable de décompoſer l'alun ; mais ſi
l'on continue à verſer de la diſſolution, le
précipité diſparait bientôt. L'alun eſt un ſel
ſurchargé d'acide. Dans le cas préſent, les
ſubſtances alkalines contenues dans les eaux
s'emparent d'abord de l'acide des premières gouttes de la diſſolution de ce ſel : les
alkalis ſe ſaturent, & il ſe forme un précipité ; mais en ajoutant de la nouvelle diſſolution, l'excès d'acide qu'elle contient ſe
reſaiſit de la terre qui avait d'abord été
ſéparée, & l'eau reprend ſa tranſparence.

§. 10.

L'alkali cauſtique, à differrence de celui
qui eſt ſaturé d'air fixe, trouble auſſi les
eaux de S. Vincent, ce qui n'indique pas
plus la préſence de la ſélénite, comme on
le croit communément, que celle de tout

autre fel à bafe terreufe, ou même de quelque fel neutre, qui ne pouvant fe tenir en
diffolution que moyennant un excès d'acide,
eft précipité par les alkalis qui le lui enlè-
ve, fans néanmoins le décompofer, & l'on
verra dans la fuite que c'eft là ce qui arrive aux eaux de S. Vincent dans cette
expérience.

§. 11.

Ces eaux enfin précipitent en jaune la
diffolution de Mercure par l'acide nitreux,
phénomène qu'on ne peut non plus attribuer exclufivement à la félénite, mais qui
lui eft commun avec beaucoup d'autres fels
vitrioliques, tels que le fel catharrique amer
à bafe terreufe, le fel de Glauber, & le
tartre vitriolé. J'ajouterai encore qu'une diffolution de fel marin, dans laquelle on aura
mis un peu d'alkali fixe, & même la liqueur pruffienne produifent le même effet.
Mais je ne fuivrai pas plus loin l'examen
par les réactifs, parceque quoiqu'ils ne foient
pas fans utilité, on ne peut néanmoins rien
en conclurre de bien certain.

§. 12.

J'ai fait évaporer dans des vaisseux de verre 96. livres d'eau de S. Vincent. J'ai obtenu ainsi une masse *Salino-terreuse*, qui pesait 4544. grains. Au moyen de l'eau distillée & en observant les précautions nécessaires, j'ai divisé cette masse en deux parties dont l'une qui n'était qu'une terre blanche, étant parfaitement edulcorée, pesait 896. grains, & l'autre qui était purement saline, pesait 3648. grains.

Ayant fait dissoudre 12. grains de cette masse saline, & ayant versé dans la dissolution, de l'huile de tartre par défaillance, il ne s'est formé aucun précipité, ce qui était une preuve qu'elle ne contenait aucun sel à base terreuse.

L'esprit de vinaigre versé sur une autre portion de cette masse saline l'a attaqué avec effervescence, ce qui y démontre l'existence d'un alkali non caustique. D'un autre côté l'huile de vitriol en a dégagé des vapeurs d'acide marin, ce qui y démontre l'existence du sel commun.

§. 13.

J'ai diſſous 400. grains de la maſſe ſaline dans une quantité ſuffiſante d'eau diſtillée. J'ai fait évaporer cette diſſolution juſqu'à
pellicule, & j'ai obtenu de trés beaux cryſtaux de ſel de Glauber, qui expoſés à l'air
tomberent en effloreſcence, & avec leſquels
& de la poudre de charbon, j'ai produit
du foie de ſoufre; ces cryſtaux cependant
n'étaient pas tout-à-fait purs. L'huile de vitriol y décélait encore quelque petite portion de ſel marin.

Après avoir ſéparé le ſel de Glauber j'ai
continué l'évaporation, & j'ai obtenu des
cryſtaux cubiques qui décrépitaient ſur le
feu, précipitaient l'argent diſſous dans l'acide nitreux en lune cornée, & avaient enfin
tous les caractères propres au ſel marin,
mais qui feſaient un peu d'efferveſcence
avec l'eſprit de vinaigre.

Après avoir retiré le ſel marin, pouſſant
l'évaporation juſqu'à ſiccité, j'ai obtenu un
vrai ſel alkali minéral; je dis un vrai ſel
alkali minéral: car il en eſt de faux, qui ſe
préſentant avec les apparences du vrai, ont
trompé même de grands Chymiſtes. Ce ſont

ces faux natrons qui en ont impofé à Va-
lerius, & lui ont fait dire dans fa Minéralogie, qu'on pouvait produire du natron en
combinant des fels neutres avec de la chaux.
C'eft ainfi que M. Fanton, en analyfant les
eaux thermales de Vaudier, prit un mélange de chaux & de fel commun pour du fel
alkali minéral; & il y a auffi toute apparence, que celui, que M. Monnet a trouvé avec
la félénite dans les eaux de Bard en Au-
vergne, était de cette efpèce. En admettant
cette diftinction on voit qu'il n'y a point
d'exception à faire à la table des affinités,
parcequ'il n'implique pas que la chaux, le
fel commun, & la félénite puiffent être fi-
multanément diffous par le même menftrue.
A la vérité ces faux alkalis minéraux ref-
femblent au vrai à plufieurs égards: comme lui, ils font folubles dans l'eau, font
effervefcence avec tous les acides, & conftituent alors des fels neutres: comme lui,
ils décompofent le fel ammoniac & verdiffent le fyrop violat. Cependant il n'eft pas
difficile de les diftinguer; il fuffit pour cela de les faturer de l'efprit de vinaigre, &
de diffoudre en une fuffifante quantité d'eau
le fel qui en réfultera. En verfant enfuite
fur cette diffolution de l'huile de tartre, la

chaux qui larvait ces faux fels alkalis, &
à laquelle étaient dus tous les caractères alka-
lins, fe précipitera en terre calcaire, & le
fel qui lui était uni, fe montrera, moyennant,
la cryftallifation, dans fon état naturel.

§. 14.

J'avais reconnu par les expériences précédentes, que la maffe faline que j'avais retirée des eaux de S. Vincent, n'était unique-
ment compofée que de fel Glauber, de fel
marin, & de natron. J'avais reconnu en
même tems qu'on ne pouvait féparer tous
ces fels, & particuliérement le natron &
le fel commun par voie de cryftallifation ;
je réfolus d'y parvenir par d'autres procédés.

Je fis diffoudre dans de l'eau diftillée 456.
grains de la maffe faline, quantité qui ré-
pondait au produit de 12. livres d'eau de
S. Vincent: ayant fait enfuite évaporer cette
diffolution à plufieurs reprifes, il s'eft cry-
ftallifé par refroidiffement 684. grains de fel
de Glauber, lefquels après avoir été privés
de leur eau de cryftallifation, fe réduifirent
à 316+1 : 2, mais auffitôt que j'ai vû paraître des cryftaux de fel marin, au lieu

de tâcher de les féparer du natron, j'ai au
contraire pouffé l'évaporation jufqu'à ficcité
& j'ai obtenu une maffe compofée par conféquent de fel commun & de natron, laquelle pefait 139. grains & demi. J'ai faturé cette maffe avec une quantité fuffifante
d'efprit de vinaigre, dont je connaiffais la
force pour l'avoir éprouvé fur de l'alkali
de Soude. Or jugeant de la quantité de natron exiftente dans ces 139. grains & demi
par la quantité d'efprit de vinaigre que
j'avais employé, j'ai reconnu que toute cette maffe était compofée de 42. grains de
fel commun, & de 97. grains & demi de
natron. D'où il fuivrait que chaque livre
d'eau de S. Vincent contient 26. grains
+3:4. de fel de Glauber privé de toute
fon eau de criftallifation, 3. grains +1:2.
de fel commun, & 8. grains +1:8. de
natron.

§. 15.

Je réfolus cependant, vu l'impoffibilité de
féparer éxactement par la cryftallifation le
fel de Glauber du fel commun, de me fervir d'un autre procédé. Je doutais d'ailleurs
de n'avoir pas faifi au jufte le point de fa-

turation, quand j'avais employé l'efprit de vinaigre pour déterminer la quantité de l'alkali minéral, & enfin que l'impureté du fel de Soude, qui n'eft pas certainement un fel alkali minéral éxempt de tout mélange de fels étrangers, pouvait m'avoir induit en erreur.

Il eft certain que fi par le moyen d'un menftrue quelconque j'avais pu féparer en entier un des trois fels contenus dans les eaux de S. Vincent, il m'aurait été plus facile enfuite de féparer les deux autres. Mais de quel menftrue me fervir? Tout menftrue aqueux aurait également diffout tous ces fels, & d'autre part, fuivant les expériences de M. Macquer * que j'avais répétées, je favais que l'efprit de vin n'avait aucune action ni fur l'un, ni fur l'autre. Heureufement j'ai réfléchi que la terre foliée de tartre fe diffolvait en entier dans ce menftrue, & l'analogie qu'il y a entre l'alkali végétal & le minéral me fit penfer que la terre foliée de natron ferait peut-être auffi diffoluble dans l'efprit de vin, & par conféquent qu'en faturant d'efprit de vinaigre tout l'alkali minéral contenu dans la maffe

---

* *Mifcellan. Acad, Taurin. Tom. 3.*

faline que j'avais retirée des eaux de S. Vincent, & la mettant enfuite en digeftion dans
de l'efprit de vin, je pourrais féparer exactement tout le natron, fans toucher aux
autres fels, mais avant d'employer ce procédé je voulus l'éprouver. J'avais préparé de
la terre foliée avec du fel de foude puri-
fié; je la mis en digeftion dans de l'efprit
de vin, & elle y fut diffoute à l'aide d'une
petite chaleur. Mais j'avais encore un doute
à éclaircir; car, comme deux terres qui
n'ont aucune action l'une fur l'autre, fe diffolvent néanmoins réciproquement par l'addition d'une troifième qui ait de l'affinité
avec l'une des deux, je voulais favoir fi de
même par une affinité difpofée à la faveur
de la terre foliée de natron, les deux autres
fels ne feraient pas attaqués par l'efprit de
vin. Pour éclaircir ce doute je pulverifai du
fel de Glauber & du fel marin bien fec :
j'en mis une certaine quantité dans la diffolution que j'avais faite; & ayant fait digé-
rer le tout pendant quelques heures à une
douce chaleur dans une bouteille bien bouchée que je fecouai de tems en tems pour
faciliter la diffolution, je décantai la liqueur:
par des lotions répétées faites avec de l'efprit
de vin le plus pur je m'affurai d'avoir féparé

toute la terre foliée : je deſſéchai le réſidu, dont le poids n'avait pas diminué d'un ſeul grain.

Ces expériences préliminaires m'ayant convaincu de la bonté du procédé que je voulais tenter, je ſaturai 456. grains de la maſſe ſaline ci-devant avec de l'eſprit de vinaigre, en obſervant d'en mettre un peu plus qu'il n'était néceſſaire pour s'emparer de tout le natron exiſtant dans la maſſe. Je verſai le tout enſuite dans une jatte de porcelaine, & j'en fis évaporer l'humidité à l'aide d'une douce chaleur, en apportant néanmoins la plus grande attention pour ne pas brûler la terre foliée * , après quoi je triturai dans le vaſe même, & avec un pilon d'agate le réſidu de l'évaporation, je le mis dans un bocal en digeſtion avec l'eſprit de vin, ayant enſuite décanté la liqueur & fait

---

* *A un coup de feu trop fort la terre foliée ſe décompoſe, l'acide du vinaigre ſe détruit, & l'alkali qui reſte libre n'eſt plus diſſoluble dans l'eſprit de vin. Une attention non moins eſſentielle qu'on doit avoir en feſant ces expériences, c'eſt que de même qu'il ne faut employer, que l'eſprit de vin le plus rectifié, le plus déflegmé poſſible, de même il faut auſſi deſſécher exactement les matières qu'on traite avec lui, crainte qu'à la faveur de quelques parties aqueuſes, il ne diſſolve une portion des ſels, qu'il ne pourrait attaquer ſans cela.*

diverses lotions des sels qui ne s'étaient pas
dissous jusqu'à ce que l'esprit de vin n'eut
plus de prise sur le dépôt ; je le desséchai
de nouveau dans un vase de porcelaine,
& j'obtins une masse entièrement composée de sel de Glauber, & de sel marin
qui pesait 357. grains +2:3, d'où il suit,
que les 456. grains de la masse saline des
eaux de S. Vincent en contenaient 98.
+1:3. de natron. En effet ayant distillé
l'esprit de vin, qui tenait en dissolution la
terre foliée, & ayant décomposé celle-ci par
la calcination, j'ai eu un natron très-pur, dans
lequel je n'ai pu découvrir le plus léger indice d'aucun autre sel. Il résulte de cette
expérience que chaque livre d'eau de S. Vincent contient 8. grains +7:36. de natron;
ce qui ne fait pas un quatorzième de
grain de plus de ce que j'en avais retrouvé par l'expérience précédente. Cette différence est bien petite & elle paraîtra bien
moindre encore si l'on fait attention que
dans ma première tentative ayant fait cry-
stalliser le sel de Glauber avant d'employer
l'esprit de vinaigre, il est probable qu'il se
sera saisi d'une petite portion de natron.
Les deux méthodes dont j'ai fait usage, sont
donc à peu près également bonnes & l'on

peut fe fervir affez indifféremment de l'une
ou de l'autre.

§. 16.

Ayant déterminé la quantité d'alkali minéral qui exiftait dans les eaux de S. Vincent, il ne me reftait plus qu'à reconnaître
celle du fel marin, ou du fel de Glauber.
Croyant de venir aifément à bout de déterminer celle du fel marin en le décompo-
fant & le recompofant enfuite, j'ai mêlé aux
357. grains +2:3., qui ne s'étaient pas diffous dans l'efprit de vin, une once & demi
d'alun pulvérifé: j'ai mis le tout dans une
petite retorte de verre, à laquelle j'ai
adapté un récipient de même matière : j'ai
exactement lutté les jointures, & procédé à
la diftillation par un feu gradué. On fent
que la quantité d'alun que j'ai employé, aurait été plus que fuffifante pour décompofer tout le fel marin, quand même il n'y
aurait eu que cette efpèce de fel dans la
maffe faline fur laquelle j'opérais, mais je
n'avais rien à craindre de l'employer à forte dofe, & j'étais plus fûr de chaffer ainfi
tout l'acide marin. J'ai auffi préféré l'alun à
tout autre intermède, parceque la forte adhé-
rence qu'il y a entre l'acide, & la bafe

de ce fel empêche qu'il ne paffe dans le recipient aucune portion d'acide vitriolique,
& fait par conféquent qu'on retire l'acide
marin extrêmement pur.

Ma diftillation étant achevée, & les va-
fes étant refroidis, j'ai coupé le cou de la retorte proche de la voute, & immédiatement
au-deffous d'un fublimé blanc qui s'était atta-
ché, lequel, au moyen de l'huile de tartre qui
en chaffait l'alkali volatil & de l'huile de vitriol
qui ne le décompofait pas, j'ai reconnu être
du fel ammoniac fecret. Auffitôt que j'eus
coupé le cou de la retorte & fans me donner
le tems de le féparer du récipient, j'ai verfé dans celui-ci quelques gouttes de diffolution de tournefol, pour donner une teinte
rouge à l'acide qui y était contenu, & incontinent j'ai verfé goutte à goutte une diffolution d'alkali minéral très-pur * jufqu'à

** Le fiel de verre, qui, comme le dit M. Macquer, eft
un compofé de plufieurs fels, & principalement de fel
commun & de fel de Glauber, fe retrouvant conftamment fur les poëles des Verriers, foit qu'ils préparent
leur verre avec de la foude, foit qu'ils fe fervent du natron naturel, prouve l'extrême difficulté de rencontrer
de l'alkali minéral qui foit bien pur. Or pour me con-
former à la règle que je me fuis impofée d'être fcrupu-
leux dans le choix des fubftances que j'emplois pour une*

ce que la teinte rouge étant devenue bleue j'ai reconnu que la saturation était achevée. J'ai fait ensuite évaporer dans une tasse de porcelaine la liqueur, & j'ai obtenu 41. grains de sel marin.

Cependant l'impureté de l'alun que j'avais employé (car on sait que dans plusieurs fabriques on purifie l'alun avec de l'urine), me fesait douter de la réalité des résultats de mon expériences. J'ignorais en effet, si le sel ammoniac secret se trouvait dans mon alun, ce qui me paraissait le plus probable, ou s'il avait été produit pendant la distillation par la décomposition d'un sel ammoniac ordinaire, ce qui m'aurait donné une plus grande quantité d'acide marin qu'il n'y en avait dans la masse saline des eaux de S. Vincent. Je craignais d'ailleurs que malgré tous les soins que je m'étais donné pour bien lutter les jointures des vaisseaux, il ne se fût dissipé quelque petite quantité d'esprit de sel.

Pour m'éclaircir absolument à cet égard j'ai voulu varier mon opération. Comme

----

analyse, l'alkali minéral dont je me suis servi dans cette expérience était celui, que j'avais retiré précédemment de la terre foliée de natron, qui avait été dissoute dans l'esprit de vin.

j'avais dans l'expérience précédente décompoſé & recompoſé le ſel marin pour en déterminer la quantité, j'en ai fait une autre dans laquelle en conſervant en entier le ſel marin, j'ai ſeulement détruit le ſel de Glauber qui lui était uni, comme on va le voir.

J'ai mêlé 456. grains de la maſſe ſaline des eaux de S. Vincent avec autant de charbon de térebenthine dont je me ſuis ſervi préférablement à tout autre, parcequ'il ne contient point de ſels. J'ai mis le mélange dans un creuſet de porcelaine, que j'ai lutté afin de ne rien perdre, & par un feu convenable j'ai formé un foie de ſoufre, que j'ai retiré du creuſet après qu'il a été froid. J'ai verſé par deſſus ce foie de ſoufre de l'eſprit de vinaigre afin de le réduire en terre foliée & en ſéparer le ſoufre, ce que j'ai fait en filtrant la diſſolution. Mais comme une portion des ſels ne pouvait à moins de reſter dans le filtre, je l'ai délayé, y verſant par deſſus à pluſieurs repriſes, de l'eau diſtillée juſqu'à ce que j'ai emporté tout le ſel : j'ai mis enſemble toute l'eau des lotions, & je l'ai mêlée avec la diſſolution de terre foliée que j'avais produite, de ſorte qu'il a réſulté du tout une liqueur qui contenait exactement tout le ſel marin & tout le natron de

la maſſe ſaline. Par le procédé dont j'ai parlé §. 15., j'ai ſéparé le natron, & obtenu 42. grains de ſel marin. Or entre le ré-
ſultat de cette expérience & celui de l'expérience précédente, n'y ayant que la différence d'un grain ſur douze livres d'eau, il parait qu'on peut ſe ſervir aſſez indifféremmen-
de l'une ou de l'autre des méthodes que j'ai
employées. Cependant je ne ſaurais trop recommander aux *Analyſtes* de les pratiquer
toutes deux dans leurs analyſes. Car outre
qu'elles viennent à l'appui l'une de l'autre,
elles ont ce précieux avantage qu'on peut, en
les appliquant à propos, décompoſer les maſ-
ſes ſalines les plus mêlangées de différens ſels.
C'eſt par leur moyen que je ſuis venu à bout
d'analyſer la ſoude, dont M. Macquer ſe plaint
avec raiſon qu'on n'ait pas encore fait l'analyſe, & que je publierai auſſitôt que mes occupations me le permettront. Pour peu qu'on
ſoit verſé en chymie on verra ſans doute
que par la réduction des ſels vitrioliques en
foie de ſoufre, des ſels alkalis en terre foliée,
& par le moyen de l'eſprit de vin on peut
parvenir à ſoumettre à l'analyſe des corps
qui s'y ſont refuſés juſqu'à préſent, & qu'il
ne ſera point difficile de déterminer la qualité & la quantité des ingrédiens d'une maſſe

faline ; fut elle-même compofée à la fois de fel marin , de borax , d'alun , de tartre vitriolé , de fel de Glauber , de fel d'Epfom , & même d'alkali minéral & d'alkali végétal ; le premier donnant une terre foliée cryftallifable , & le fecond une terre foliée déliquefcente.

§. 17.

Je paffe maintenant à examiner la terre des eaux de S. Vincent dont j'ai parlé §. 12.

Quand d'une eau que l'on fait évaporer l'on voit un fédiment terreux fe précipiter , l'on penfe communément que c'eft ou de la félénite , ou de la terre calcaire qui fe tenait en diffolution à la faveur de la petiteffe de fes mollécules , mais qui ne peut plus fe tenir fufpendue dans une fluide raréfié par la chaleur. Mais la première remarque que j'ai eu occafion de faire lorfque j'ai fait évaporer les eaux de S. Vincent , a été que le fédiment ne fe formait pas à mefure que l'eau s'évaporait , ce qui aurait dû arriver néanmoins , s'il avait été de la félénite ; mais que la précipitation était prefque inftantanée , & fe fefait dans le tems néceffaire pour la diffipation de l'air fixe , à quoi j'ajouterai encore qu'une diſſolution d'alkali de tartre ſaturé d'air fixe qui précipite à coup ſur la ſélénite, ne trouble point du tout les eaux de S. Vincent.

Ce ſédiment ne peut non plus être conſidéré comme le produit de la raréfaction des eaux, qui ne ſeraient plus dans le cas alors de pouvoir le ſoutenir, puiſqu'une fois qu'il eſt formé, ſi on laiſſe refroidir l'eau, elle n'en reſaiſit pas un ſeul atome. Mais ce qui le prouve ſans réplique, c'eſt qu'il n'eſt pas néceſſaire d'expoſer l'eau au feu pour produire ce précipité : il ſuffit de la laiſſer en repos dans un vaſe ouvert, & au bout d'un tems très-court on la voit ſe troubler, devenir laiteuſe, & la terre ſe précipite au fond du vaſe. D'ailleurs les terres ne ſont ſolubles dans l'eau que lorſqu'elles ſont dans un état de cauſticité, état dans lequel elles ne peuvent ſubſiſter dans les eaux gazeuſes, ou lorſqu'elles ſont tenues en diſſolution par un acide. Or comme il n'exiſte dans les eaux de S. Vincent d'autre acide libre que l'air fixe, il eſt ſenſible que c'eſt par ſon moyen que la terre s'y tient en diſſolution, & rien ne doit ſurprendre par conſéquent ſi elle ſe précipite auſſi tôt qu'il s'évapore. Mais il y a plus : ſi après que l'air fixe s'eſt diſſipé, &

que le précipité s'est formé, on impregne l'eau de nouvel air fixe jusqu'à ce qu'elle devienne acidule, alors le précipité se redissout de nouveau.

D'après ces faits qui sont très-certains, & communs à toutes les eaux gazeuses, on comprendra facilement pourquoi ces eaux quand elles sont récentes doivent rougir la teinture de tournesol; & pourquoi elles sont destituées de cette faculté, quand elles ont été conservées pendant quelque tems; l'on comprendra de même que l'alkali saturé d'air fixe ne doit y former aucun précipité, parcequ'il est déja combiné avec l'acide de l'eau, & par conséquent ne peut s'en saisir; pourquoi l'alkali caustique au contraire, quoique son affinité avec l'air fixe soit moindre que celle de la terre calcaire, doit néanmoins la précipiter de ces eaux, en s'emparant de l'excès de l'air fixe libre qui est nécessaire pour qu'elle puisse se tenir en dissolution dans l'eau; l'on comprendra que toute sorte d'acide doit faire effervescence avec ces eaux, parceque tous ont plus d'affinité que l'air fixe avec les substances qui y sont dissoutes, & ainsi rien ne sera plus aisé que de rendre raison de tous les phénomènes qui s'y observent.

§. 18.

Les esprits acides attaquent vivement, &
avec une grande effervescence la terre dont
je viens de parler, ce qui prouve qu'elle
est alkaline *, mais pour voir si elle était

** Quoique peut-être ce ne soit pas ici le lieu de dis-
serter sur la différente nature des terres, cependant comme dans le cours des analyses que je publie, j'en ai
rencontré de toutes les sortes, je ne crois pas inutile
d'en dire quelque chose en passant, d'autant plus que
plusieurs auteurs même modernes semblent ne les avoir
pas bien connues, confondant ensemble principalement
la terre calcaire, & la magnésie.*

*Il y a environ 15 ans, que m'étant imaginé que le
Borax ne pouvait être qu'un composé de sel alkali minéral, & de quelque sel vitriolique à base terreuse,
j'entrepris différens travaux sur cette fausse supposition.
Elle eut cependant cet avantage pour moi, qu'elle m'en-
gagea à faire l'analyse de tous les sels vitrioliques. J'examinai successivement l'alun, le gypse, le sel de Glauber, celui d'Epsom, de Sedlitz ou de Canal. La com-
position, & la décomposition de ces sels, la combinai-
son de leur base avec divers acides, & les résultats particuliers, que j'en obtins, m'instruisirent pleinement
que la division, que l'on avait faite jusqu'alors des terres, en terres calcaires, vitrifiables, & apyres, n'était que
confusion. Contre l'opinion de MM. Buffon, & Bexu-
mé, qui croient, que la terre primitive est la vitrifiable,*

simple ou compofée, & de quelle efpèce
elle était, j'en ai traité 112 grains, c'eft-
à-dire le produit de 12 livres d'eau avec de
l'efprit de vinaigre. Elle s'y eft diffoute prefque entièrement à l'exception de 13 grains,
que j'ai reconnu cependant n'être pas de la
félénite, parcequ'ils ne fe font point décom-

---

*Trois étaient fuivant moi, les terres les plus fimples
en la nature.*

*La première était la terre alumineufe, qui avec l'aci-
de vitriolique conftitue l'alun, à laquelle on a donné
improprement le nom de terre argilleufe, parceque Mar-
graf l'a conftamment trouvée dans l'argille.*

*La feconde était la terre du fel d'Epfom, de Canal,
ou de Sedlitz, qui combinée avec le même acide forme
le fel amer cathartique à bafe terreufe. Il eft fûr que les
anciens ont trouvé cette terre dans l'eau-mère du nitre,
& qu'ils l'ont diftinguée de la terre calcaire par le nom
de magnéfie, mais généralement cette terre n'était pas
affez connue. MM. Blac, & Bergman font les premiers
qui en ont donné une notion claire, & diftincte; le premier dans le fecond volume des Effais de Phyfique &
de litterature d'Edimbourg, & celui-ci dans la differta-
tion fur les terres Géopomoniques, qui a remporté le prix
de l'Academie de Montpellier en 1775. Ce que je viens de
dire fur la magnéfie paraîtra un peu étrange, après ce
qu'en a écrit M. Macquer dans fon nouveau dictionnai-
re de Chymie tom. 2. pag. 533. & fuiv. Mais je fuis
porté à croire, ou que cet auteur a fait fes expériences
avec de la magnéfie qu'il n'avait pas préparée lui-mê-*

posés en bouillant avec de l'huile de tartre, mais j'ai trouvé, que c'était au contraire une argille légèrement martiale par la ductilité qu'elle avait, étant pétrie avec de l'eau, par la retraite qu'elle fesait, la dureté qu'elle acquerait, & la couleur briquetée qu'elle prenait étant exposée au feu, ce qui

---

me, & qui était apparemment sophystiquée, ce qui n'arrive que trop souvent; (je me suis assuré par l'esprit de vinaigre qui ne la dissout pas, & par la décomposition, que j'en ai fait au moyen de l'huile de tartre, que ce que nos droguistes vendent aux apothicaires sous le nom de magnésie de Milan, laquelle passe pour la meilleure, loin d'être de la magnésie, n'est pas même de la terre calcaire, mais bien du véritable Gipse calciné) ou que les eaux-mères de Paris contiennent des sels déliquescens à base de terre calcaire, au lieu d'en contenir à base de magnésie comme l'eau-mère de nos salpetrières; car ce que je puis bien assurer, c'est qu'en traitant nos eaux-mères par sa même méthode, à la place de terre calcaire, j'obtins constamment de la magnésie, qui est toujours passée par l'addition de l'acide vitriolique en sel d'Epsom, de Sedlitz ou de Canal, qui ne font tous que de la magnésie vitriolée.

La troisième enfin était la terre calcaire, qui avec l'acide vitriolique passe en sélénite. Ces trois terres comme on le voit, font toutes dissolubles dans des acides, forment avec eux des sels neutres, & méritent par conséquent également le nom de terres alkalines; pour ce qui regarde les pierres, & les autres terres, j'étais

fut encore confirmé par l'acide vitriolique,
lequel feul entre tous les acides en attaqua
une petite portion, qu'enfuite l'huile de tartre précipita en terre d'alun.

Quant aux 99 grains qui avaient été diffous par l'efprit de vinaigre, ayant verfé fur
cette diffolution de l'alkali volatil fluor, la
liqueur ne parut point d'abord en avoir reçu
aucune altération, mais au bout de quelque
tems il s'y forma une légère nuée, elle fe
troubla enfuite, devint laiteufe & il s'en pré-

---

*à peu près de l'avis de Tachenius, car je les ai tou-
jours confidérées, comme autant de fels compofés par
l'union des dites terres avec différens acides. Un tel
jugement à la vérité n'était fondé que fur la cryftallifation que j'y obfervai ; mais les découvertes de M. Sche-
el fur le fpath péfant, celles de M. Achard fur les
cryftaux de roche factices, & les notions qu'à préfent
l'on a fur le quartz, le gipfe, & la pierre à chaux
femblent mettre la chofe hors de tout doute.*

*Cette doctrine, que je me contentai dès lors d'enfei-
gner dans des cours particuliers, cette doctrine, dis-je
d'après les expériences de ces Meffieurs, & d'auffi fo-
lides fondemens devrait être généralement reçue, & la
lithologie faire de grands progrés ; il y a cependant
encor plufieurs Chymiftes, qui confondent le fel d'Epfom avec celui de Glauber, & les fels marins à bafe
terreufe : je ne faurai donc affez recommander de faire la diftinction de ces terres.*

cipita enfin une poudre blanche, que je trou-
vai du poids de 16 grains , après qu'elle eut
été bien edulcorée , & defféchée. Or puisque
l'alkali volatil fluor précipite la magnéfie
diffoute dans les acides , & ne précipite
point la terre calcaire, il femblait que ces
16 grains duffent être de magnéfie ; les ayant
combiné cependant avec de l'acide vitriolique, il fe forma de la félénite, & non
du fel d'Epfom. Ces 16. grains étaient donc
réellement de la terre calcaire. Mais comment cette terre calcaire s'était-elle précipitée?

Quoique la réfolution de ce problème
foit affez fimple , elle m'a coûté néanmoins
plufieurs expériences, dont je ne donnerai
pas ici les détails, de peur de me jetter dans
de trop longues difcuffions. Quelqu'inconce-
vable que foit la raifon par laquelle l'alkali volatil concret précipite la terre calcaire
diffoute dans un acide, * cette précipitation
n'en eft pas moins un fait bien certain, &
confirmé par une expérience conftante , il

---

* *Il ne parait pas même qu'on puiffe s'aider des*
doubles affinités pour expliquer ce phénomène, & dire
que la chaux s'empare de l'air fixe contenu dans l'al-
kali volatil, tandis que celui-ci s'unit à l'acide qui

eſt bien certain de même que l'alkali volatil cauſtique ou fluor n'a pas de ſoi la même propriété; mais il a celle d'attirer puiſſamment l'air fixe répandu dans l'atmoſphère, de ſorte que, par ſa ſeule expoſition à l'air dans des vaiſſeaux ouverts, il perd bientôt ſa cauſticité, il devient concret, & acquiert alors la propriété de précipiter la chaux en terre calcaire. C'eſt préciſément là ce qui m'eſt arrivé. D'abord l'alkali volatil fluor n'a produit aucun changement à la ſolution de chaux; mais comme le vaſe dans lequel je feſais mon expérience était ouvert, petit à petit l'alkali s'eſt emparé d'une certaine quantité d'air fixe, au moyen duquel il a précipité la chaux. On ne ſaurait donc être trop ſur ſes gardes en feſant ces ſortes d'expériences, elles induiront facilement en erreur, ſi on ne ſe ſert d'un alkali volatil fluor récemment fait, ou bien préparé & ſoigneuſement conſervé, & ſi l'on n'opère pas enfin dans des vaiſſeaux fermés.

---

la tenait en diſſolution, puiſque tout acide a moins d'affinité avec l'alkali volatil, qu'avec la terre calcaire, & que l'air fixe eſt de tous, celui qui en a le moins avec elle.

De ce que j'ai dit jusqu'à présent il résulte que sur une masse terreuse extraite de douze livres d'eau de S. Vincent & du poids de 112 grains, on retire 99 grains de terre calcaire, & 13 d'argille, ce qui fait pour chaque livre d'eau 8 grains $+ 1:12$, de terre calcaire, & $79:84$. d'argille.

DE L'ORIGINE DES EAUX

DE S. VINCENT.

CHAPITRE II.

§. 19.

On fait que dans un mélange de limaille de fer, d'eau, & de foufre il s'excite un mouvement inteftin, qui eft accompagné de chaleur, & fuivi d'une inflammation fpontanée, ce qui produit un Volcan artificiel. La même chofe doit arriver aux pyrites, dont les ingrédiens principaux font le foufre, & le fer. Dans leur décompofition par le concours de l'eau il fe dégage un air inflammable, l'acide vitriolique abandonne le phlogiftique, s'attache au fer, & produit un vitriol martial. Si cette décompofition fe fait à la fuperficie de la terre, l'air inflammable fe répand dans l'atmofphère, où il eft peut-être l'occafion de plufieurs météores. L'eau de la pluie, & des neiges fe charge du vitriol de mars, & le diftribue dans fon cours fur une furface immenfe ; de là vient qu'on retrouve du fer prefque par tout, & qu'il n'y a prefque aucune fubftance, qui en foit totalement exempte. Mais

quand cette décompofition fe fait dans les
entrailles de la terre, l'eau des fources fe
charge du vitriol, & cette eau devenue ainfi
vitriolée doit fubir fans ceffe des changemens felon la nature particulière des couches
de terre, ou de pierre fur lefquelles elle fe
roule.

Or d'après les principes que l'analyfe
demontre dans les eaux de S. Vincent, je
crois être fondé à penfer qu'elles viennent
primitivement de la Montagne fupérieure,
dans laquelle on rencontre par tout des indi-
ces de mines de fer: que là, par la décompofition de pyrites ferrugineufes, elles fe char-
gent de vitriol de mars, & deviennent
d'abord vitriolées, qu'elles fe décompofent
dans leur route au moyen d'une mine de
natron, & de fel marin qu'elles traverfent:
d'où réfulte le fel de Glauber qu'elles tiennent en diffolution ; qu'ayant épuifé ainfi
tout l'acide vitriolique qu'elles recélaient,
elles ne font plus capables de décompofer
le fel marin, mais qu'elles en diffolvent une
portion de même que du natron; que l'air
fixe enfin, qui s'eft dégagé par la combinaifon de l'acide vitriolique avec le natron,
ne pouvant s'évaporer, s'unit aux eaux,
les rend acidules, & capables de diffoudre

une partie des terres calcaires, argilleuses, & ferrugineuses qu'elles rencontrent ensuite, avant de sortir de l'intérieur de la terre.

Telle est mon opinion sur la formation des eaux de S. Vincent. Elle m'a paru assez d'accord avec les faits que j'ai observés, pour ne pas craindre de la hasarder comme plausible.

DES VERTUS DES EAUX
DE S. VINCENT.

CHAPITRE III.

§. 20.

De l'analyſe que je viens de donner des eaux de S. Vincent, il reſulte qu'elles contiennent par chaque livre

grains

Air fixe . . . . 15+27 : 32.
Sel de Glauber privé de ſon eau
    de cryſtalliſation * . . . . 26+11 : 36.
Narron . . . . 8 + 7 : 36.
Sel marin . . . . 3 + 1 : 2.
Terre calcaire . . . . 8 + 1 : 12.
Argille . . . . 0+79 : 84.
Fer . . . . 0 + 1 : 7.

Par conſéquent les Médecins éclairés n'ont aucun beſoin des inſtructions que je pourrais leur donner; ainſi je m'abſtiendrais volontiers de parler de la vertu de ces eaux, d'autant plus que mon but n'eſt que d'en

---

** Grains 26 + 11 : 36 de ſel de Glauber privé de ſon eau de criſtalliſation reviennent a grains 57+83 : 98 de ſel de Glauber criſtallisé.*

donner une analyſe exaĉte. Mais le Public,
à qui nous devons compte de nos travaux,
ſerait peu content d'une analyſe, ſi elle ne
contenait que des détails chymiques. Il lui
importe bien plus de connaître les propriétés d'une eau, que les principes qui la con-
ſtituent. J'ai donc cru qu'il était de mon
devoir d'expoſer ici ſuccinĉtement les propriétés de celles de S. Vincent.

§. 21.

Le célèbre Hoffman, qui était tout à la-
fois grand Médecin, & excellent Chymiſte,
en parlant des effets merveilleux que pro-
duiſent les eaux gazeuſes, prétend que leur
vertu principale dépend de l'eſprit éthéré,
& élaſtique, ou de l'air fixe qui s'y trouve.
Il attribue à cet eſprit ou gaz la faculté de
pénétrer dans les plus petits vaiſſeaux du
corps humain, de diſſiper ainſi les obſtruĉtions, de diſſoudre les humeurs viſqueuſes
& tenaces, d'augmenter les oſcillations, de
rétablir le ton des fibres muſculaires, &
enfin de reſtaurer, & ranimer le ſyſtème
nerveux. De-là on peut juger de quelle
utilité les eaux de cette eſpèce doivent
être dans les maladies putrides, la chlo-
roſe, les obſtruĉtions du bas ventre, les

dartres & autres éruptions salines qui dé-
pendent presque toujours de l'obstruction
des glandules cutanées; dans les affections
mélancholiques, les paralysies, les tremble-
mens, les hydropisies, & en général dans
toutes les maladies, où la principale indi-
cation est d'atténuer les humeurs & de cor-
roborer les solides. Or les eaux de S. Vincent
étant gazeuses, elles doivent par conséquent
être douées des mêmes propriétés.

§. 22.

Mais outre toutes les vertus propres aux
eaux simplement gazeuses, les eaux de S. Vincent en ont encore d'autres qui leur sont
particulières en raison des principes qu'elles
contiennent. En effet quoique M. Raulin,
dans son traité analytique des eaux minérales, dise que la vertu des eaux acidules
dépendant principalement de leur gaz, il
arrive bien souvent que par la dissipation
de ce gaz, elles restent dénuées de toutes propriétés médicamenteuses, il ne peut
pas en être de même des eaux de S. Vincent; car après la perte de leur air fixe,
elles ne laisseraient pas d'être d'un grand
secours dans plusieurs maladies graves, tant
a cause du sel de Glauber qu'elles con-

tiennent en si grande abondance, que par rapport à l'alkali minéral, ou natron qui s'y retrouve en une quantité quatre fois plus grande que dans les eaux de Spa *.

Quant au sel de Glauber, on lit dans la Chymie de Boërhaave, qu'il mérite vraiment le nom d'admirable pour ses rares qualités; il le recommande extérieurement contre la putréfaction, & la gangrène, & intérieurement comme un excitant doux, diurétique, cathartique, & résolutif. Il est assez surprenant qu'après le suffrage d'un Médecin aussi éclairé & aussi prudent, on ne fasse pas un plus grand usage de ce sel, & que les Praticiens en bien d'occasions ne le préférent pas au sel d'Epsom.

Quant au natron, puisque ce n'est autre chose qu'un alkali fixe, on peut lui rapporter sans doute ce que Boërhaave dit dans

---

* *Les eaux de Spa sont celles qui me paraissent les plus analogues à celles de S. Vincent. Elles sont l'une & l'autre aérées, ou acidules : à l'exception seulement du sel de Glauber, elles contiennent toutes deux les mêmes principes, quoiqu'ils sont en beaucoup plus grande quantité dans celles de s. Vincent. En effet je n'ai retiré par l'analyse d'une livre d'eau de Spa, qu'une quantité inapréciable de sel marin, 2 grains $+ 35 : 38$ de natron, $3 + 33 : 38$ de terre calcaire, & $11 : 38$ d'argille martiale.*

le même ouvrage, de cette espèce de sels, qu'ils corrigent en un instant les acides des premieres voies. Il en loue l'usage ensuite dans les coagulations de lait, les spasmes hypocondriaques, les affections hystériques, le colera-morbus, les vomissemens opiniâtres, en les mêlant en ce cas avec un peu de jus de limon. Il leur attribue de plus une force apéritive, fondante, détersive, excitante, diurétique, diaphorétique, & cathartique, & il les recommande enfin contre l'hydropisie, la jaunisse, la leucophlegmatie, la goutte & les rhumatismes, pourvu néanmoins qu'on les administre avec prudence & discrétion *. Van-Swieten dans

---

* *C'est avec raison sans doute que Boërhaave recommande la prudence, & la discrétion dans l'usage que l'on fait des sels alkalis fixes. Ceux en effet que l'on retire par voie d'incinération, & d'évaporation sont toujours un peu plus, ou un peu moins caustiques, & voila pourquoi il faut en user discrétement, autrement il y aurait du danger de mettre les humeurs en colliquation. Mais il n'y a pas un pareil risque à courir avec le natron des eaux de S. Vincent, parcequ'étant parfaitement saturé d'air fixe, il s'y retrouve sous la forme d'un sel neutre privé de toute causticité, & ne forme qu'un très bon apéritif, dont on peut faire usage à beaucoup plus forte dose, que des autres sels alkalis.*

ſes commentaires ſur Boërhaave, le recommande dans la goutte, les *Thoſus*, les exoſto-
ſes, & les autres tumeurs de difficile curation.
Quant à moi je m'en ſuis ſervi avec le plus
grand ſuccès dans les coagulations de lait,
la goutte, les affections calculeuſes, l'hydro-
piſie, & cela même après avoir inutilement
employés d'autres remèdes aſſez puiſſans.

Je ne parlerai pas du fer contenu dans
les eaux de S. Vincent. Cependant quoiqu'il
ne s'y retrouve qu'en très-petite quantité,
il ne laiſſe pas que d'augmenter conſidérablement leur force corroborante. Ce que je
puis aſſurer, c'eſt que je ne ſais pas qu'il
y ait aucune eau qui mérite à plus juſte titre le nom de minérale, n'en connaiſſant
aucune qui ſoit auſſi chargée qu'elle, de principes minéraux.

§. 23.

Dans le tems que je feſais cette analyſe ſur les lieux, il y vint une foule de
perſonnes affligées de toutes ſortes de maladies tant curables, qu'incurables pour me
conſulter. L'envie que j'avais de faire quelques obſervations pratiques ſur les vertus de
ces eaux, me porta à les ordonner dans tous
les cas où elles me parurent indiquées. Je

n'ai refté qu'une vingtaine de jours à S. Vincent, cependant j'ai vu à ma grande furprife dans un fi court intervalle de tems, plufieurs malades entièrement guéris, & d'autres, dont la fituation avait beaucoup amélioré. J'ai vu guérir des leucophlegmaties, des vieilles obftruction dans le bas ventre, des rhumatifmes, des fièvres intermittentes invétérées tant tierces que quartes, & même j'ai vu difparaître entièrement des goîtres énormes qui avaient befoin de fupport. Mais rien ne me furprit davantage que la cure dont je vais donner les détails.

§. 24.

On me porta un jour un homme (M. Vertuy procureur de la Communauté de Chambave) agé de 47 ans, qui avait peine à fe tenir de bout, même à l'aide de deux béquilles : il avait le cou enflé au point que fa tête ne le débordait pas, le ventre tendu & dur comme une pierre ; les articulations nouées par les dépôts de la goutte : fes jambes, & fes cuiffes, fes bras, & fes mains ne formaient qu'un feul œdème : il avait une forte oppreffion, & la refpiration lui manquait à chaque inftant ; depuis huit jours ſes urines avaient été entièrement ſupprimées: à tous ces ſymptômes ſe joignait celui d'une fièvre lente, je craignais en vérité qu'il allait expirer en ma préſence. Quelques marques d'inquiétude qui m'échapperent, l'engagerent à me dire: c'eſt peut-être fort mal à propos, Monſieur, que je ſuis venu vous déranger; votre air ſemble m'annoncer qu'il n'y a plus de remèdes pour moi; mais je ſuis réſigné à mon ſort, & vous pouvez me parler librement, ſans craindre de me décourager; j'ai ſervi, me dit-il enſuite, dans les Troupes de France; la goutte me tourmente depuis 19 années, & il y en a deux que je ſuis hydropique; il m'ajouta, que ſes membres étant perclus, ſes urines tout-à-fait ſupprimées, & ſa reſpiration ſi génée, il voyait bien qu'il touchait à la fin de ſes jours. Je lui répondis qu'il ne fallait jamais déſeſpérer de rien, que quoiqu'en général les boiſſons aqueuſes fuſſent contreindiquées dans ſa maladie, il me paraiſſait cependant que le natron contenu dans les eaux de S. Vincent pourrait les lui rendre ſalutaires. Je lui conſeillai donc d'en faire uſage, & de prendre de tems en tems quelques bols de gomme ammoniac.

Il ne s'était pas encore écoulés vingt jours depuis lors, qu'on m'apporta de ſes nouvel-

les à Courmayeur où j'étais, & plusieurs
personnes m'assurerent qu'il était entièrement
défenflé, qu'il se portait affez bien & se
promenait à pied avec facilité. N'en ayant
plus ouï parler depuis près d'une année, & dé-
firant connaître fa fituation actuelle, j'en écri-
vis a M. Bic, bourgeois de Chatillon, & j'eus
en réponfe que M. Vertuy était parfaitement
défenflé en quatre jours après l'ufage de ces
eaux, qu'il continua cependant encore pendant
fix femaines; que l'hydropifie n'avait jamais
plus reparue, & qu'il fe trouvait auffi beaucoup foulagé de fa goutte; à cette occafion j'ai auffi reçu par M. le Médecin Bic
de Chatillon un Catalogue de différentes maladies guéries par ces eaux, dont je ne parlerai pas ; mais entr'autres ce que m'ont
confirmé plufieurs témoins, c'eft que la
mère de Monfieur le Curé Biona attaqué
d'hydropifie à l'âge de quatre vingt ans, à
l'exemple du Sieur Vertuy ayant fait ufage
de ces eaux, eft parfaitement guérie.

§. 25.

Attendrait-on de moi quelques recettes fur
la méthode avec laquelle on doit prendre
ces eaux, & fur la diète, ou le régime qu'on

doit obferver. La première que je puis donner, c'eft de s'en rapporter à ce que pre-
fcrira un Médecin habile, qui connaiffant
à la fois & la nature, & la manière
d'agir des principes conftitutifs de ces eaux,
& le tempérament & les befoins de fon
malade, lui donnera fans doute des con-
feils appropriés à fa fituation. Qu'on ne s'y
trompe pas : les règles générales qu'on
peut établir fur la manière d'ufer des eaux
minérales, font en bien petit nombre & bien
infuffifantes, & ceux qui ont la hardieffe de
penfer leur affujetir tous les cas, méritent
bien plus le nom d'Empyriques que de Médecins. Il eft certain que toutes ces formu-
les fi témérairement recommandées & fi re-
ligieufement obfervées, font bien fouvent plus
préjudiciables qu'utiles. Voici celle qui eft
la plus généralement reçue, & qu'on juge
par fon mérite de celui de toutes les autres.

L'on commence par purger les malades
(& cette précaution n'eft pas blâmable).
On leur ordonne de boire enfuite modéré-
ment pendant les premiers jours. On leur
fait augmenter la dofe d'un jour à l'autre pendant fept jours confécutifs, jufqu'à
ce qu'enfin elles dérangent l'eftomac : après
quoi l'on diminue de même la quantité

de la boisson pendant sept autres jours;
de manière que la totalité du tems de-
stiné à prendre les eaux est ordinairement renfermée entre les limites de quinze
jours, ou trois semaines. L'on interdit aussi
pendant ce tems assez indistinctement à toutes sortes de malades de dormir l'aprés-dî-
née & de manger des végétaux. Je n'accom-
pagnerai l'exposition de cette formule d'aucune réflexion critique. Les gens de bon sens
n'en ont pas besoin. Quant aux donneurs de
recettes, & aux praticiens ignares qui n'ont
ni le talent nécessaire pour observer, ni la
sagacité requise pour combiner leurs observations, dont la pratique n'est par conséquent qu'une routine insensée & dangereuse,
comme la présomption & l'opiniâtreté sont
les attributs distinctifs de l'ignorance, il serait inutile d'entreprendre de les convertir.

Je l'ai déja dit : c'est aux Médecins à
choisir pour leurs malades une eau minérale par préférence à une autre. C'est à eux
de déterminer à quelle dose, & pendant
combien de jours ils doivent la prendre selon les cas, l'âge, & le tempérament.
Aussi serait-il à désirer que par tout où il
y a des eaux minérales il y eût quelque
Médecin habile non seulement pour prescri-

re aux différens malades une diète appropriée au but qu'ils se proposent; mais encore pour régler la dose des eaux selon les
effets qu'elles produisent, & subvenir enfin
à mille cas qu'on ne saurait prévoir. Ils se-
raient aussi à portée de pouvoir seconder,
ou modérer l'action des eaux par des remèdes convenables suivant l'exigence des cas.
Car enfin prétendre que les eaux minérales
dans le court intervalle de 15. à 20. jours,
prises sans précautions, ou avec des précautions dangéreuses, puissent d'elles même
& sans autre secours guérir constamment de
toutes sortes de maladies même des plus
invétérées, & qui ont résisté à d'autres remèdes, c'est trop prétendre d'elles.

§. 26.

Tout ce que je crois pouvoir dire en
général sur la manière de prendre les eaux
de S. Vincent se réduit aux observations
suivantes.

Premièrement. Ceux qui voudront les
boire, feront fort bien de prendre auparavant une légère purgation appropriée à
leur tempérament. Les premières voies se
trouvant libres alors, les eaux passeront avec

plus d'aisance, & n'entraîneront pas avec elles des miasmes infects dans la masse des humeurs.

Secondement. Ces eaux doivent être bues de très-bonne heure afin qu'elles puissent passer, & produire leur effet avant le dîner. De cette manière le repas ne dérangera point l'action des eaux, & l'action des eaux ne dérangera point les digestions.

Troisièmement. Le lendemain de la purgation on pourra prendre en toute sureté le tiers d'une bouteille de ces eaux, & les jours suivans on en augmentera insensiblement la dose, jusqu'à ce qu'elles purgent trois ou quatre fois par jour. Il sera rare qu'on soit obligé d'en boire plus d'une bouteille pour obtenir cet effet. Dès lors on ne devra plus augmenter la dose de peur de fatiguer l'estomac.

Quatrièmement. Le nombre des jours pendant lesquels on doit les prendre, ne peut s'assigner; il dépend entièrement de l'opiniâtreté du mal qu'on veut combattre; & souvent il faudra plus d'un mois pour obtenir le rétablissement du malade, ou même un soulagement notable; car quoique je ne connaisse aucune source aussi chargée de principes minéraux que celle de S. Vincent, il est difficile que des malades, qui ne se déterminent souvent à entreprendre un voyage que lorsque leurs maux sont invétérés, puissent être guéris en ne buvant les eaux, que pendant 15 jours seulement, comme on le pratique en plusieurs endroits.

Cinquièmement. Quoique je ne prétende pas que les malades doivent s'assujetir à une diète génante & pénible, à reserve que les circonstances n'en ordonnent autrement ; cependant ils ne doivent sans doute ni manger ni boire avec excès. Il leur convient de s'abstenir des alimens de difficile digestion comme de la chair de cochon, du fromage, sur tout s'il est vieux, des liqueurs fortes, & d'autres choses semblables, qui nuisent même à ceux qui se portent bien.

Sixièmement. C'est assez sans raison, à ce qu'il me parait, qu'on s'abstient des végétaux en usant des eaux minérales. Je crois au contraire qu'il sont fort utiles, pourvu qu'ils soient de bonne qualité & bien cuits, & qu'on n'en fasse pas son unique nourriture.

Septièmement. Quelques uns désapprouvent aussi que dans ces circonstances on prenne du repos après le dîner; il est vrai que si on pouvait s'en passer sans se faire beaucoup de violence, ce ne ſerait que mieux; parceque pendant le ſommeil les ſecrétions ſemblent un peu ſuſpendues; mais ſi le beſoin de dormir était preſſant, ſi on en avait ſur-tout contracté l'habitude, je ne penſe pas qu'il y eut aucun inconvénient à ſe ſatisfaire à cet égard.

Huitièmement. Je ne peux que recommander enfin à ceux qui veulent faire uſage, je ne dis pas ſeulement des eaux de S. Vincent, mais encore de toute autre eau minérale qui eſt gazeuſe, d'aller ſur les lieux & à la ſource même pour les prendre, parceque les eaux de cette nature ne peuvent ſouffrir le plus petit tranſport ſans s'altérer conſidérablement. En effet non ſeulement le gaz dans lequel réſide une grande partie des vertus des eaux acidules ſe diſſipe facilement, & le fer qu'il tenait en diſſolution ſe précipite : mais il parait encore qu'il ſurvient au bout d'un certain tems quelque changement même dans leurs principes conſtitutifs. J'ai trouvé qu'il s'était engendré un véritable foie de ſoufre dans les eaux de S. Vincent qui avaient été conſervées, au lieu que je n'en ai pu découvrir le plus léger indice dans celles qui étaient récentes.

Mr. Sage (elémens de minéralogie docimaſtique) dit , qu'il a remarqué le même phénomène dans les eaux féléniteuſes , & il l'attribue au phlogiſtique , qui ayant plus d'affinité avec l'acide vitriolique que la terre calcaire , décompoſe la félénite & forme du ſoufre qui à ſon tour eſt réduit en hépar par la même terre calcaire. Cette théorie peut s'appliquer aux eaux de S. Vincent. Le feu y démontre en effet la préſence du phlogiſtique ; car après que par l'évaporation & des lotions convenables faites avec de l'eau diſtillée on en a féparé la terre calcaire , ſi on expoſe cette terre au feu, elle noircit un peu , effet qu'on ne peut attribuer qu'à une portion de charbon produit par une petite quantité de ſubſtances végétales que l'eau tenait en diſſolution. Ce qui confirme encore cette opinion, c'eſt que le foie de ſoufre volatil ſe manifeſte d'une manière bien plus ſenfible ; ſi l'on mêle avec l'eau une teinture végétale, par exemple de noix de galle & qu'on la conſerve dans un vaſe bien bouché pendant une vingtaine de jours.

Mais comment expliquer ce phénomène dans les eaux de Spa, qui ne donnent à l'analyſe aucun ſel vitriolique? L'acide Atmoſphé-

rique, ou l'air fixe, ferait-il peut-être le feul
acide primitif & univerfel, qui dans les eaux
acidules par le concours de quelques circonftances inconnues fe convertirait en acide
vitriolique & produirait du foufre? Serait-il
un des moyens, que la nature employe pour
la formation de cette fubftance, & enfuite
pour celle des veines métalliques? Ce font
là autant d'opinions diverfes qui mériteraient
d'être vérifiées & éclaircies, mais dont
la difcuffion eft étrangère à l'objet de cet
ouvrage.

ANALYSE DES EAUX

DE COURMAYEUR.

CHAPITRE I.

§. 27.

Je traiterai beaucoup moins au long des eaux de Courmayeur, que je ne l'ai fait de celles de S. Vincent. Ce n'est pas que ces eaux soient moins intéressantes, & par conséquent qu'elles méritent moins d'attention que les premières ; mais les unes & les autres étant dans la classe des eaux acidules, & tenant toutes du fer, des sels & des terres en dissolution, les explications que j'ai données des différens phénomènes que présente l'analyse des eaux de S. Vincent, pourront s'adapter aux phénomènes qu'on remarquera dans l'analyse des eaux de Courmayeur. Il serait inutile de répéter en effet des choses déja dites.

§. 28.

Courmayeur est la paroisse la plus septentrionale du Duché d'Aoste. Il est situé presque au pied du Mont-blanc, & au-dessous

des immenses glaciers , qui couronnent cette partie des alpes. Il confine du côté de
l'Allée-blanche avec la Tarantaise , & du
côté du Col-ferré avec le bas Valais. Non-
obstant cette situation, c'est cependant un
séjour très riant dans les mois de juillet , &
d'août, soit par le beau tapis de verdure
qu'il offre tout-à-coup à l'étranger qui y arrive, soit par la salubrité & la fraîcheur
de l'air qu'on y respire , soit enfin par le
nombreux concours des personnes de tout
pays, qui s'y rendent alors pour prendre les
eaux.

§. 29.

Il y a à Courmayeur quatre sources d'eaux
minérales distinctes & à quelque intervalle
les unes des autres. On les nomme la Victoire , la Marguerite , la Jeanne-Baptiste, &
la Saxe. Dans une appendice, qui terminera
cet ouvrage , je parlerai de la Saxe : je ne
dirai rien de la Jeanne-Baptiste : elle est
presque toujours ensevelie dans un torrent
qui passe auprès , & elle était en cet état
lorsque j'étais à Courmayeur : je ne parlerai donc dans ce chapitre que de la Victoire & de la Marguerite qui sont les seules

connues , & dont on vend les eaux fous le nom générique d'eaux de Courmayeur.

§. 30.

Ces eaux ont une faveur piquante , acidule , & ferrugineufe, falée auffi, mais moins que celles de S. Vincent : avec les réactifs, c'eft-à-dire l'eau de chaux, les teintures de tournefol, de *folanum bacciferum*, & de galle, la diffolution de mercure par l'acide nitreux, les acides & la liqueur pruffienne, elles fe comportent comme les eaux de S. Vincent; fur quoi l'on peut confulter les §§. 4., 5., 8., 9., 11. du premier chapitre de leur analyfe. Quant à l'alkali fixe non cauftique qui ne trouble point les eaux de S. Vincent §. 10. il occafionne un précipité dans celles de Courmayeur. La raifon en eft que les eaux de S. Vincent ne contiennent aucun fel à bafe terreufe, excepté feulement celui qui réfulte de la combinaifon de la terre calcaire avec le gaz méphitique, au lieu qu'il y en a deux dans les eaux de Courmayeur: favoir la félénite, & la magnéfie vitriolée, comme on le verra par la fuite, il y a lieu par conféquent à une double affinité. L'acide vitriolique s'unit à l'alkali, l'air fixe à la terre calcaire, & à la magnéfie, qui par cette union deviennent infolubles dans l'eau.

§. 31.

Les fources de la Victoire font auprès du hameau de Dolonne à une demi lieue de l'Eglife Paroiffiale. Elles fortent du pied de la montagne dans le voifinage d'une petite rivière qui leur nuifait beaucoup autrefois, mais ne leur nuit plus maintenant; le Roi ayant ordonné qu'on y fit les réparations néceffaires. Ces fources font à peu de diftance les unes des autres, & font toutes de même nature ne différant que du plus au moins, felon que leurs eaux fe mêlent avec quelques veines d'eau commune plus ou moins abondantes. Le terrein dont elles furgiffent, eft compofé de pierres roulées de diverfe groffeur, de fable, de terre rouge martiale & de félénite: partout où leurs eaux paffent, elles teignent en rouge d'ochre les pierres, & les terres, fur lefquelles elles forment une incruftation féléniteufe. De toutes ces fources celle dont je vais donner l'analyfe eft la plus abondante, & celle dont les malades fefaient ufage. Elle coulait de la groffeur

d'une plume d'oie par un tuyau de bois
qu'on y avait ajuflé: fa chaleur au com-
mencement du mois d'août était à 12 dégrés & demi au thermomètre de Mr. Réaumur , & celle de l'air de l'atmofphère à
16+1:2. Une autre fource voifine moins
chargée, & qui donnait une plus grande
quantité d'eau, était dans le même tems à
10+1 : 2., & l'eau de la rivière à 8
feulement. Mais ayant répété plufieurs fois
cette expérience , je n'ai trouvé de con-
ftance de chaleur dans aucune fource ; &
il m'a paru que leurs variations, foit pour
la chaleur , foit même pour l'abondance
de leurs eaux, étaient rélatives à celles de
la rivière voifine, d'où l'on pourrait en conclurre qu'elles communiquent avec elle par
des tuyaux fouterrains. Il faut avouer néanmoins que ces différences ou ces variations
étaient peu confidérables, & qu'elles font
par conféquent de peu d'importance.

§. 32.

Ayant verfé 56 onces d'eau de chaux
fur une livre d'eau de la Victoire , j'ai obtenu un précipité de terre alkaline du poids
de 40 grains & demi, & ayant répété cet-

te expérience avec une plus grande quantité d'eau de chaux, le précipité a été conſtamment du même poids. Mais ayant verſé cette même quantité d'eau de chaux ſur une autre livre de ces eaux, dont j'avais fait évaporer le gaz par le moyen de l'ébullition, je n'ai plus obtenu que 13. grains du précipité terreux. Il réſulte de cette expérience (§. 6.) que l'eau de la Victoire contient ſur chaque livre, grains 11+19:64. d'air fixe en liberté.

§. 33.

Ayant répété ſur ces eaux avec la teinture de galle les expériences que j'avais faites ſur celles de S. Vincent, j'ai obtenu pour chaque livre d'eau de la Victoire 147:984 de grain, c'eſt-à-dire, environ un huitième de grain de fer. (§. 7.)

§. 34.

180 onces des mêmes eaux ont laiſſé, après l'évaporation du liquide, une maſſe ſalino-terreuſe du poids de 383. grains, q e j'ai diviſée par le moyen de l'eau diſtillée

F

en une maſſe terreuſe du poids de 277.
& une autre ſaline qui en peſait 106.

§. 35.

De la maſſe terreuſe traitée avec l'eſprit
de vinaigre il s'en eſt diſſout 175. grains.
L'akali volatil fluor ne précipitant rien de
cette diſſolution, a démontré que la partie
diſſoute n'était que de la terre calcaire.
Quant au 102 grains qui n'ont pu ſe diſſoudre, comme ils ont été décompoſé par
l'huile de tartre par défaillance, & qu'il en
eſt réſulté du tartre vitriolé, & de la terre
calcaire diſſoluble en entier dans l'eſprit de
vinaigre, à l'exception ſeulement de deux
grains de terre martiale; il eſt ſenſible que
ces 102 grains n'étaient que de la ſélénite
mêlée de 2 grains de terre martiale.

§. 36.

Pour ce qui eſt de la maſſe ſaline, dont
je m'étais procuré une bonne proviſion, le
ſel ammoniac démontrait qu'il n'y avait point
de natron : l'huile de tartre au contraire y
démontrait la préſence d'un ſel à baſe terreuſe; & la cryſtalliſation & le goût feſaient

voir que cette maſſe était au moins pour la
plus grande partie de la magnéſie vitriolée.
L'huile de vitriol cependant y décélait la
préſence du ſel marin. Il n'y avait donc autre choſe à faire, qu'à déterminer la quantité
reſpective de ces deux ſels, & à examiner
s'ils n'étaient point mêlés à un peu de ſel
de Glauber, ou de ſel marin à baſe terreuſe. Mais les cryſtaux que j'en avais obte-
nus, ne tombant point en effloreſcence, comme font les cryſtaux de ſel de Glauber, ni
en déliqueſcence, comme ceux de ſel marin
à baſe terreuſe, tout examen ultérieur à cet
égard dévenait ſuperflu.

§. 37.

Pour déterminer la quantité de ſel marin
à baſe d'alkali minéral que contenait la maſſe ſaline, & la ſéparer de la magnéſie vitriolée, je fis diſſoudre 106. grains de la dite maſſe dans une ſuffiſante quantité d'eau
diſtillée; & au moyen de l'huile de tartre
par défaillance j'obtins de cette diſſolution
grains 19 + 10:24 de terre de magnéſie, laquelle combinée avec l'acide vitriolique forma 89 grains de magnéſie vitriolée
privée de l'eau de ſa cryſtalliſation. Par la

méthode indiquée §. 16, j'avais déja obtenu, moyennant l'alun, 37 grains de sel marin d'une égale quantité de dite masse saline.

§. 38.

Le résultat général de toutes les expériences précédentes, est que chaque livre d'eau de la Victoire contient

grains

Air fixe en liberté . . . . 11+19:64
Magnésie vitriolée . . . . 4+22:45
Sel commun . . . . 2+7:15
Terre calcaire. . . . . 11+2:3
Sélénite légèrement martiale . . . 6+2:3
Fer . . . . 0+1:8

§. 39.

Les sources de la Marguerite sont tout au plus éloignées de l'Eglise paroissiale de 300 toises. Elles se trouvent à côté & presque au niveau de la Rivière de la Doire. Le terrein d'où elles sortent est aussi un terrein graveleux. La principale d'entre elles sort avec rapidité, & gros comme le pouce, d'un tuyau qu'on y a adapté. Du sol sabloneux aux environs de cette source l'on voit

jaillir d'autres petites fources de même nature,
ce qu'on reconnait aux bulles d'air qui s'en
échappent fans ceffe.

§. 40.

J'ai trouvé la chaleur de cette fource à
15 dégrés, pendant que celle de l'atmofphère était à 17. On reconnait facilement
au fimple coup d'oeil que les eaux font
plus ferrugineufes, que celles de S. Vincent, & de la Victoire, à caufe de la plus
grande quantité d'ochre qu'elles dépofent
fur le terrein par où elles paffent. L'on
ferait de même porté à penfer qu'elles
font auffi plus chargées d'air fixe, vû la
multitude de bulles qui s'en échappent.
Mais l'expérience prouve le contraire, comme on le verra dans la fuite. Leur faveur
martiale eft plus fenfible, que dans celle des
eaux de S. Vincent. D'ailleurs elles font de
la même nature que les eaux de la Victoire.

§. 41.

Les eaux de la Marguerite traitées avec les
mêmes réactifs que celles de la Victoire, ont pré-
fenté les mêmes phénomènes; & ayant pro-

cédé a leur analyse de la même façon pour l'une & l'autre source, j'ai remarqué entr'elles une parfaite analogie, & que toute la différence ne consistait que dans les différentes proportions de leurs principes. Supprimant donc tout détail inutile, je dirai que 170 onces d'eau de la Marguerite m'ont fourni une masse terreuse du poids de 204 grains, & une masse saline de 88 : que la masse terreuse fut divisée en six grains & demi d'argille martiale 96+1:2 de sélénite, & 101 de terre calcaire : que la masse saline fut divisée en 27 grains de sel marin, & 61 de magnésie vitriolée : que l'eau de chaux y a démontré l'existence de 10 grains +1:48 d'air fixe en liberté; & la teinture de galle 1:4 de grain de fer attirable à l'aimant sur une livre d'eau.

Il résulte par conséquent que chaque livre d'eau de la Marguerite tient en dissolution.

grains.

Air fixe en liberté	10+ 1 : 48
Magnésie vitriolée	4+ 52 : 170
Sel marin	1+154 : 170
Terre calcaire	7+ 22 : 170
Sélénite	6+ 38 : 170
Argille, déduction faite du fer	0+ 52 : 170
Fer	0+ 1 : 4

DE L'ORIGINE DES EAUX

DE COURMAYEUR.

CHAPITRE II.

§. 42.

Je ne faurais autrement concevoir la formation de ces eaux, qu'en fuppofant que
l'eau vitriolée traverfant des couches de terre calcaire & de magnéfie s'eft décompo-
fée, & a produit ainfi la félénite vitriolée, & dévéloppé l'air fixe qui y eft
contenu: après quoi devenue eau gazeufe, elle a pu attaquer & diffoudre une portion
d'une terre calcaire contenant du fel marin
& de l'argille ferrugineufe, fur laquelle elle
aura paffé. Ce qui favorife & fortifie cette
opinion, c'eft que ces fources coulent entre
deux grandes montagnes de gypfe: & l'on fait
que cette fubftance n'eft autre chofe, qu'une
combinaifon de terre calcaire, & d'acide vitriolique; que l'on trouve prefque toujours
de la terre calcaire & de la magnéfie aux

environs des carrières de gypse. On voit en effet dans le mois d'août, & après quelques jours de sécheresse les bords du torrent, qui est auprès des sources de Courmayeur, tous parsemés de Crystaux de magnésie vitriolée.

DES VERTUS MEDICINALES

DES EAUX DE COURMAYEUR.

CHAPITRE III.

§. 43.

Il resulte de ce que j'ai dit §. 21. que ces eaux sont apéritives, désobstruantes, & corroborantes; qu'elles conviennent par conséquent à toutes les maladies, pour lesquelles j'ai recommandé les eaux de S. Vincent : mais il parait auffi qu'elles possédent toutes ces qualités à un dégré beaucoup inférieur. Elles n'en font pas moins estimables pour cela ; puisque ce n'est pas dans le plus ou moins de force, que confiste la bonté d'un remède : mais bien dans la juste application qu'on en fait aux maladies contre lesquelles il est indiqué.

Il est sûr que dès qu'il s'agira de résoudre les humeurs, de les attenuer, de les évacuer par les felles, ou par les urines, on devra toujours préférer les eaux de S. Vincent à celles de Courmayeur, quoiqu'en fefant usage de ces dernières, on puisse (un peu

moins facilement à la vérité) parvenir au
même but. Mais quand il y aura diſſolution d'humeurs, quand les purgations ſeront
contre-indiquées, & que le principal objet
qu'on ſe propoſera, ſera de donner du reſ-
ſort à la fibre, il eſt certain que les eaux
de Courmayeur ſeront alors préférables.
Car quoique (priſes à égale doſe) elles
ne ſoient pas auſſi déſobſtruantes, ni auſſi
corroborantes que celles de S. Vincent parcequ'elles tiennent en diſſolution une moindre
quantité de ſels apéritifs & de ce principe
volatil ou gaz qui donne du ton à la fibre; puiſqu'elles ſont moins purgatives, on
peut en prendre trois, ou quatre fois d'avantage, & introduire ainſi dans la maſſe des
humeurs, une plus grande quantité d'air fixe
où réſide principalement la vertu corroborante & tonique .

Or l'on ſait de quelle utilité ſont les re-
ſtaurants après l'uſage des déſobſtruants; j'ai
d'ailleurs fait remarquer, que quand même
l'on voit ſouvent des cures prodigieuſes opé-
rées en très peu de tems par les eaux minérales, le court eſpace de 15 à 20 jours ne
peut pas toujours ſuffire pour déraciner des
maladies. Je ne ſaurais donc que louer ceux
qui, pouvant en faire la dépenſe, après l'uſage

des eaux de S. Vincent, voudraient bien se rendre à Courmayeur ; car outre que la vertu de ces deux sources réunies pourrait être très profitable ; ces petits voyages dans un air épuré, comme l'est celui de la val d'Aoste, le régime, l'éloignement des soucis pendant un certain tems, tout cela ne peut à moins de contribuer au parfait rétablissement des malades.

APPENDICE

SUR LES EAUX DE LA SAXE, AUTRE
FONTAINE DE COURMAYEUR, SUR
CELLES DE PRÉ S. DIDIER, ET
DE FONTANE-MORE.

§. 44.

Il s'en faut de beaucoup que j'aye fait de ces diverſes eaux une analyſe complette, & rigoureuſe comme eſt, à ce que je crois, celle que je viens de donner des eaux de S. Vincent & de Courmayeur. Je n'ai guères eu le loiſir, pendant un ſéjour de deux mois ſeulement, que j'ai fait dans le Duché d'Aoſte, de m'occuper d'autres objets, que de ceux pour leſquels j'y avais été envoyé. Ce n'eſt donc ici que quelques obſervations faites à la hâte, que je préſente au public; parcequ'il me parait qu'elles peuvent intéreſſer ſa curioſité, & qu'il s'agit de diverſes eaux, qui n'ont pas encore été examinées.

OBSERVATIONS SUR LES EAUX

DE LA SAXE.

CHAPITRE I.

§. 45.

Quand on prescrit aux malades les eaux de Courmayeur, l'on entend toujours leur ordonner l'usage des eaux de la Victoire, ou de la Marguerite : en effet l'on n'en trouve pas d'autres dans le commerce sous cette dénomination ; ce qui pourrait faire croire qu'il n'y a que ces deux sources minérales, dans cette contrée, ou que celles qui s'y trouvent sont toutes de la même nature. Il y a cependant encore la Saxe qui en différe à bien des égards. Elle surgit de dessous un gros roc qui s'est précipité de la montagne, dans une prairie dépendante du hameau de la Saxe dont elle tire son nom : son cours n'est pas rapide ; mais sa quantité est si considérable, qu'elle forme un petit ruisseau : l'on s'en sert, dit-on, plus utilement que de l'eau commune pour laver le linge, & faire rouir le chanvre ; on a même creusé divers étangs dans la prairie qu'on deftine à cet ufage. L'eau de la Saxe eft tant foit peu laiteufe, & a une forte odeur de foie de fouffre. On y obferve une multitude de petits flocons blancheâtres, & elle dépofe fur les pierres de fon lit un fédiment blanc-fâle tirant fur le jaune : j'ai obtenu par la fublimation du véritable fouffre de ce fédiment : cependant cette eau n'eft point chaude comme le font prefque toutes les eaux fulphureufes. Je l'ai trouvée à 12 dégrés de chaleur, l'air de l'atmofphère étant à $17 + 1 : 2$ non obftant fon odeur de foie de fouffre, elle n'eft pas alkaline; les acides au contraire n'y occafionnent aucun précipité, & elle rougit la diffolution bleue de tournefol. J'ai reconnu en la traitant avec l'eau de chaux, qu'elle contenait grains $4 + 17 : 128$ d'air fixe dans chaque livre. Quoique manifeftement fulphureufe, teignant d'une teinte obfcure la diffolution de plomb, dorant d'abord & noirciffant enfuite les feuilles d'argent, elle précipite néanmoins en blanc la diffolution de ce dernier métal dans l'acide nitreux. Tant, & de fi finguliers phénomènes m'auraient fans doute engagé à faire beaucoup d'expériences pour en découvrir les caufes, mais le tems ne me l'a pas permis.

§. 46.

J'ai fait évaporer 2016 onces de cette eau dans une chaudière de cuivre étamée : j'ai obtenu un résidu terreux du poids de 572 grains, & une masse saline de 360., C'est sur la fin de mon séjour à Courmayeur que j'examinai les eaux de la Saxe, & dans le même tems celles de Pré S. Didier. Je devais incessamment me rendre à Turin, ainsi pour accélérer mes opérations, je travaillais dans des marmites. Je me servais de bois de mélèze lequel fesait beaucoup de fumée ; cette fumé se glissant sous le couvercle qui était un peu soulevé pour faciliter l'issue des vapeurs, salit le résidu & lui donna une reinte caffé. Après avoir bien desséché les deux masses, je les serrai séparément dans du papier, me réservant de les analyser ensuite dans mon laboratoire.

§. 47.

De retour à Turin je m'apperçus que la masse saline s'était humectée, & qu'elle était prête à tomber en déliquescence. Ainsi tant pour la dessécher, que pour la purifier des

matières fuligineufes qui l'avaient falie, je la
renfermai dans une petite retorte de verre ;
& après un feu convenable l'ayant diffoute dans l'eau diftillée, j'ai filtré la diffolution & l'ai fait évaporer. J'obtins par ce
moyen 336 grains d'un fel très-blanc &
très-pur, nullement amer, d'une faveur dé-
cidément falée, mais plus piquante que
celle du fel commun. L'acide du vinaigre,
la teinture de galle, & celle de tournefol
ne lui occafionaient pas la moindre altération.
Il précipitait le mercure diffout par l'acide
nitreux ; ce qui excluait toute idée de fel
vitriolique. L'huile de vitriol au contraire
fefait avec lui une grande effervefcence, &
en chaffait des vapeurs très-épaiffes d'acide
marin : il précipitait la diffolution de plomb
& d'argent par l'eau forte, en lune & en
plomb cornés : il fe cryftallifait en cubes : enfin
c'était du pur fel marin, mais qui n'était
pas entiérement à bafe de fel alkali minéral ; puifque fi l'on verfait de l'alkali volatil fluor fur fa diffolution, il s'en précipitait un peu de terre blanche de magnéfie : & après que cette terre s'en était
entiérement féparée, en y verfant de l'huile
de tartre par défaillance, il fe formait encore un fecond précipité de terre calcaire. Il

suit de tout ceci que la maſſe ſaline retirée des eaux de la Saxe, était compoſée
de ſel marin à baſe d'alkali minéral, à
baſe de terre calcaire, & à baſe de magnéſie.

§. 48.

Pour déterminer la quantitè des trois ſels
contenus dans cette maſſe, j'en ai fait dif-
ſoudre 288 grains dans de l'eau diſtillée;
& j'ai précipité avec de l'huile de tartre
tout à la fois les deux baſes des ſels marins terreux, qui y étaient contenus. La terre
précipitée bien édulcorée & deſſéchée peſait 9 grains, que j'ai ſaturé de terre avec
l'acide vitriolique; d'où il eſt réſulté un
compoſé de magnéſie vitriolée & de ſélénite. Après quoi ayant diſſout avec de l'eau
diſtillée la magnéſie vitriolée, qui s'était
formée, j'ai obtenu 9 grains + 1 : 2. de
ſélénite, dont avec de l'huile de tartre j'ai
ſéparé 7 grains de terre calcaire. Il parait que la maſſe terreuſe était compoſée de
7 grains de terre calcaire, & de 2 de magnéſie. Or ſelon M. Beaumé (Chymie expérimentale & raiſonnée), les terres donnant
avec l'acide marin un ſel marin terreux qui
péſe le double de ſa baſe, il s'enſuit que

G

les 288 grains de la maffe faline étaient compofés de 270 grains de fel marin à bafe de fel alkali minéral, de 14 grains de fel marin à bafe calcaire, & de 4 grains à bafe de magnéfie.

§. 49.

Quant au réfidu terreux (§.46.) j'en ai féparé 288 grains : j'en fis diffoudre 255 dans l'efprit de vinaigre, que par le moyen de l'alkali volatil fluor je reconnus être de la terre calcaire ; les 33 grains reftans étaient de la félénite que je décompofai avec l'huile de tartre. Ainfi toutes réductions faites, chaque livre d'eau de la Saxe contient outre une indéterminée quantité de foufre volatil

grains

Air fixe en liberté . . . 4 + 17 : 128.
Sel marin à bafe de natron 1+441 : 504.
Sel marin à bafe calcaire 0 + 49 : 1008.
Sel marin à bafe de magnéfie 0 + 7 : 252.
Terre calcaire . . . . . . 3 + 59 : 4032.
Sélénite . . . . 0+1573 : 4032.

§. 50.

Je ne faurais rien dire de fatisfaifant fur l'origine de ces eaux. Le peu d'air fixe qu'on y découvre, me fait croire, que le foufre & le foie de foufre volatil s'y produifent par leur ftagnation, de même que dans les eaux de S. Vincent, de Spa, & les autres eaux acidules qui ont été confervées pendant quelque tems, comme je l'ai déja obfervé (§. 26.).

§. 51.

Pour ce qui eft de leur vertu, j'ignore quelle eft la raifon, ou pour mieux dire, par quel préjugé le Vulgaire ne les croit bonnes qu'aux chevaux, tandis qu'il me paraît évident qu'elles doivent fournir un excellent remède contre les maladies cutanées. Car je fuis d'avis que ceux, qui pour ces fortes de maladies, vont prendre les bains de Prè S. Didier, & en boire les eaux thermales, feraient beaucoup mieux de fubftituer à leur boiffon, celle des eaux fulphureufes de cette fource.

OBSERVATIONS SUR LES EAUX
DE PRÉ S. DIDIER.

CHAPITRE I.

§. 52.

Au confluent de deux bras confidérables de la Doire, & à la diftance d'environ une lieue de Courmayeur, dans un vallon couronné par trois hautes montagnes, fe trouve le petit village de Pré S. Didier. D'un rocher composé principalement de Spath calcaire, de quartz & de mica, jaillit une abondante fource d'eau chaude, qui à l'aide des tuyaux de bois qu'on y a adapté va jufques dans une petite maifon, où l'on a conftruit des Bains connus de tout tems fous le nom de Bains de Prè S. Didier.

§. 53.

Ce fut à la fin du Mois d'août, que je m'y rendis de Courmayeur, pour en examiner les eaux thermales. La chaleur de l'atmofphère était à 13 dégrés au deffus de la glace; celle des eaux fit monter le mercure du thermomètre de Réaumur jusqu'à 27 ; chaleur affez approchante de la chaleur du corps humain.

§. 54.

Par tout où ces eaux paffent, elles forment des incruftations féléniteufes, & ochreufes ; mais j'ai auffi obfervé que toutes les eaux froides qui découlent de la même montagne, en fefaient autant.

§. 55.

Je vis des bulles qui s'élévaient du fond du baffin à la fuperficie, où elles fe crevaient : ce qui parait indiquer la préfence du gaz. Mais comme il était déja tard lorfque je fis cette obfervation, & que je devais du même foir retourner à Courmayeur, je n'eus pas le tems de vérifier fi ces bulles étaient formées par de l'air fixe, qui fe dégageait, ou fi elles étaient dûes à une certaine quantité d'air commun interpofé entre les molécules de l'eau.

§. 56.

Les eaux de Pré S. Didier ont une faveur âpre & dure ; & contre l'ordinaire des eaux thermales, elles n'ont pas la plus légère odeur de foie de soufre.

§. 57.

Elles n'altèrent point la couleur de la teinture de tournefol, ni celle de la noix de galle.

§. 58.

Elles précipitent le mercure diffout dans l'acide nitreux, en un turbith minéral très-beau, & très-jaune : ce qui indique la préfence de quelque fel vitriolique.

§. 59.

Chaque livre d'eau de cette fource mêlée avec de l'eau de chaux, donne un précipité calcaire du poids de 5 grains; mais ce qui eft remarquable, c'eft qu'elles produifent le même effet non feulement après être refroidies, mais encor après avoir été confervées quelque tems dans des vaiffeaux ouverts.

§. 60.

J'ai déja remarqué qu'elles n'avaient aucune odeur de soufre. J'ajoute ici qu'elles ne teignent pas les feuilles d'argent, qu'elles précipitent en blanc la diſſolution d'argent, & de plomb dans l'acide nitreux; d'où il ſuit qu'elles ne ſont point ſulphureuſes.

§. 61.

En ayant fait évaporer 1713 onces dans une marmite de cuivre étamé, j'ai eu un dépôt de 521 grains, dont il y en avait 300 d'une maſſe terreuſe, & 221 d'une maſſe ſaline.

§. 62.

Je n'ai apperçu d'autre goût dans la maſſe ſaline, que celui du ſel marin. Diſſoute, & cryſtalliſée, elle donne des cryſtaux cubiques, qui decrépitent ſur le feu.

§. 63.

L'acide du vinaigre verſé ſur cette maſſe, n'y occaſionne aucune efferveſcence; elle ne contient par conſéquent aucun ſel alkali.

§. 64.

Les premiers cryſtaux qu'on retire de ſa diſſolution faite par l'eau diſtillée, ne précipite pas en jaune le mercure diſſous dans l'acide nitreux: elle ne contient donc aucun ſel vitriolique.

§. 65.

L'alkali volatil fluor a précipité de la dite maſſe 9 grains de magnéſie: l'huile de tartre n'ayant après occaſionné aucun précipité, il réſulte en uniſſant cette obſervation aux trois précédentes, que toute la maſſe ſaline retirée des 1713 onces d'eau des bains de Pré S. Didier, eſt compoſée de 203 grains de ſel marin à baſe de ſel alkali minéral, & de 18 à baſe de magnéſie.

§. 66.

Quant aux 300 grains de la maſſe terreuſe (§. 61.) je n'y ai retrouvé que de la terre calcaire, de la ſélénite, & quelques fuliginoſités produites par la fumée, qui s'était gliſſée dans l'intérieur de la marmite; il peut fe faire qu'il y eût encore quelque peu d'ochre martiale; ce qui donnerait la raifon de celle qu'on apperçoit dans les incruftations féléniteufes des canaux de conduite de la fource. Je ne déterminerai pas les quantités refpectives de la terre calcaire, & de la félénite, parceque j'ai égaré le mémoire que j'en avais pris. Il me femble autant que je puis m'en rappeller, qu'il y avait plus de félénite, que de terre calcaire.

Mais ce que je regrette le plus, c'eft de n'avoir pas eu le tems de rechercher par des expériences convenables, pourquoi en mêlant de l'eau de chaux, il fe fit (§. 59.) en toutes circonftances un égal précipité, & d'être obligé de m'en tenir à des conjectures.

Avant d'expofer ce que je penfe à cet égard, je ferai remarquer qu'on ne peut expliquer le phénomène, en fuppofant que l'eau de chaux a décompofé le fel marin à bafe de magnéfie, dont elle a précipité la terre: car non feulement toute la magnéfie contenue dans une livre d'eau de Pré S. Didier, mais encore toute la terre calcaire, & la félénite réunies ne forment pas une quantité égale au précipité que j'ai obtenu. Il faut donc néceffairement qu'il provienne au moins pour la plus grande partie de la terre qui eſt dans l'eau de chaux. Or comme la terre calcaire cauſtique ſe tient en diſſolution dans l'eau, il ſemble que pour ſe précipiter, & devenir indiſſoluble, elle a trouvé de l'air fixe en liberté dans les eaux de Pré S. Didier. Il parait cependant qu'elles n'en contiennent point, puiſque, comme on l'a vu (§.57.) la teinture de tourneſol ne les rougit pas; & voila préciſément ce qui fait le nœud de la difficulté.

Je penſe qu'on ne peut expliquer ces phénomènes, qu'en ſuppoſant, qu'une petite quantité d'air fixe, qui ne ſuffit pas pour rougir déciſivement la teinture de tourneſol qui a déjà d'elle même une couleur *vino-rougeâtre*, peut cependant encore tenir en diſſolution une portion de terre calcaire, & que la chaleur de 27 dégrés n'eſt pas aſſez forte pour diſſiper en entier ce principe volatil, dont une partie peut même ſe conſerver long-tems dans des vaiſſaux ouverts, en vertu de l'affinité que les diſſolvans ont avec les corps qu'ils diſſolvent.

Pour faire voir que ces ſuppoſitions ne ſont pas purement gratuites, j'obſerve que preſque toutes les eaux tiennent de la terre calcaire en diſſolution, quoiqu'elles ne rougiffent pas la teinture de tournefol ; qu'elles fourniffent prefque toutes une quantité de gaz qui, quoique expofé à un air libre, ne s'évapore néanmoins que très difficilement, & réfifte à une chaleur auffi forte que celle des eaux de Pré S. Didier. Ces faits confirment les fuppofitions précédentes, ou plutôt font voir qu'elles ne différent pas à cet égard de la plupart des autres eaux. On peut donc raifonnablement attribuer le précipité qu'elles forment avec l'eau de chaux, à une petite quantité d'air fixe qu'elles ont retenu malgré leur chaleur.

§. 67.

D'après ce qui a été dit jufqu'à préfent chaque livre d'eau de Pré S. Didier contient

grains

Air fixe en liberté . . . . . 2 + 1 : 32.
Sel marin à bafe de natron 1+733 : 1703.
Sel marin à bafe de magnéfie 0+216 : 1703.
Terre calcaire avec félénite 2+494 : 1703.

L'on voit par là qu'il n'eft pas poffible d'expliquer la chaleur de ces eaux par la nature, ou par la quantité de leurs principes. Dira-t-on avec quelques Auteurs que les feux d'un Volcan ouvert les échauffent ? Mais il n'y en a point dans toute l'étendue

des Alpes, & ce ferait recourir trop loin .
que de fuppofer une communication avec
l'Ethna, ou le Véfuve. Prétendrait-on qu'il en
exifte un caché, & enflammé dans les entrailles de la terre? Mais comment concevoir que l'inflammation puiffe avoir lieu fans
le fecours de l'air, & que ce volcan dont
l'ancienneté ne doit pas être moindre que celle de la chaleur des eaux, c'eft-à-dire, dater
d'un tems extrêmement reculé, ne fe ferait jamais ouvert aucune iffue, n'aurait jamais produit aucune explofion, & brûlerait pacifi-
quement depuis une longue fuite de fiècles?

Il eft plus aifé de s'imaginer (ce qui n'eft
ni impoffible, ni même fans exemple) qu'il
exifte un grand banc de pierre à chaux cauftique, qui par fa réaction echauffe les eaux
en paffant. Mais dans ce cas il faudrait que
la terre calcaire contenue dans les eaux de
Pré S. Didier fût cauftique, ce qui n'eft pas ;
car alors elles ne précipiteraient pas l'eau
de chaux; il y aurait néceffairement une quantité de terre calcaire beaucoup plus grande
que celle qu'on y retrouve. On ne fau-
rait enfin comprendre comment ce banc ne
ferait pas déja détruit, ni comment la vive
effervefcence qui accompagnerait fa diffolution, & l'augmentation de volume, que

la chaux acquiert en fe faififfant de l'eau,
n'auraient pas fait crevaffer la montagne en
tout fens.

Je croirais plutôt qu'il y a dans l'intérieur
de cette montagne des gros bancs de pyrites,
qui au moyen de l'eau fe décompofent in-
fenfiblement & s'échauffent, fans cependant
s'enflammer; que la chaleur ne trouvant aucune iffue pour fe diffiper, fe conferve dans
l'eau, qui devenue vitriolique, & fuintant
à travers des couches de pierre calcaire, forme de la félénite, fel très peu foluble; qu'elle s'imprégne d'une grande quantité d'air fixe, & que fa chaleur même augmente à
mefure qu'elle agit fur la pierre. D'où il réfulte que les eaux doivent non feulement fortir chaudes, mais très peu chargées d'autres
principes. Cette explication me parait la plus
naturelle. Ces eaux qui d'abord étaient fimples, doivent donc néceffairement devenir
dans leur cours gazeufes; & fi elles ceffent
de l'être, c'eft que leur grande chaleur fait
prefque entiérement exhaler, au moment de
leur fortie, le principe volatil élaftique qu'elles contenaient. Telle eft vraifemblablement la caufe de ces bulles que j'ai vu s'éle-
ver du fond à la fuperficie: en quoi elles fe
conforment aux eaux d'Acqui, d'où l'on voit

fortir , quoique preſque bouillantes, une pro-
digieuſe quantité de groſſes bulles, que je
crois auſſi être de l'air fixe.

L'on voit combien il eſt aiſé de donner
une raiſon plauſible du précipité qui réſulte
du mêlange de ces eaux, avec l'eau de chaux,
& pourquoi l'infuſion de noix de galle ne
les teint pas en pourpre, nonobſtant qu'elles
contiennent des parties martiales qu'on obſerve dans les incruſtations qu'elles forment.
Car ces parties ſe trouvant, à la ſortie de la
ſource, dégagées de la quantité néceſſaire
d'air fixe qui les tenait en diſſolution, ſont
toujours les premières à ſe précipiter, & deviennent une eſpèce d'ochre très fine ſur laquelle la teinture de noix de galle n'a plus
d'action; elles reſtent ainſi ſuſpendues à la
faveur du mouvement de l'eau qui les dé-
poſe inſenſiblement avec cette portion de la
ſélénite qui ſe ſépare en raiſon de l'évaporation, & du refroidiſſement de l'eau. La
terre calcaire n'a pas beſoin au contraire
d'un ſi grand excès d'air fixe : il en adhè-
re toujours aſſez pour la tenir en diſſolution, & pour occaſionner le précipité de
l'eau de chaux dont nous avons parlé.

§. 68.

Quant à leur vertus médicinales, elles font toniques & difcutientes à caufe de leur chaleur modérée, & de l'air fixe qu'elles contiennent; c'eft pourquoi l'on s'en fert utilement pour diffiper les tumeurs produites par le concours d'humeurs froides, dans la paralyfie, les rhûmes, les douleurs des articulations, & celles qui font une fuite des luxations; pour les vieux ulcères fordides, & la plupart enfin des maladies cutanées. Ce que je peux affurer à l'égard de ces dernières maladies, c'eft que pendant mon peu de féjour à Courmayeur j'y ai été témoin des cures qui tenaient du prodige.

Les malades prennent auffi de ces eaux intérieurement. Ceux qui en ont fait ufage, m'ont affuré qu'elles font diurétiques, effet, que j'attribuerais plutôt aux bains. Quoique je n'aye vu aucune mauvaife fuite, je ne faurais en confeiller la boiffon : car leur goût âpre, & dur, les incruftations féléniteufes qu'elles forment par tout où elles paffent, me portent à croire qu'elles peuvent caufer des obftructions.

DE LA SOURCE PHOSPHORIQUE

DE FONTANE-MORE.

CHAPITRE I.

§. 69.

Les observations que j'ai faites sur cette source, appartiennent entièrement à l'histoire naturelle. Je fus invité à y aller par Mr. le Baron Vignet Intendant du Duché d'Aoste, dont le zèle éclairé prend intérêt à tout ce qui peut concerner sa Province : c'était à sa sollicitation que j'avais déja examiné celle de Pré S. Didier. L'opinion populaire la représentait comme contenant du mercure qui roulait avec ses flôts. La lumière qu'on prétendait qu'elle donne dans l'obscurité, était un phénomène digne de fixer l'attention. Ces eaux paraissaient en général être d'une nature différente des autres, & par conséquent pouvaient avoir des propriétés particulières. L'on verra bientôt le merveilleux disparaître, & qu'elles doivent, ce qu'elles ont de phosphorique, à une cause qui leur est étrangère : mais on n'était pas alors dans le cas de pouvoir en juger.

§. 70.

Fontane-More est une paroisse située dans la vallée de Valaise, la première qu'on rencontre à main droite en allant d'Ivrée dans le Duché d'Aoste. On y parvient par un chemin affreux, qui devient toujours pire, lorsque depuis le hameau de l'Eglise, on veut aller à la source dont il est ici question.

§. 71.

La lumière que l'on y apperçoit, n'est visible, que pendant la nuit. Celle, pendant laquelle je me mis en marche, était fort obscure, & très-propre aux observations phosphoriques. Arrivé sur le lieu je n'apperçus cependant rien de lumineux. Je frappai l'eau, je la fis sauter en l'air; il ne se montra rien de phosphorique. Cependant des personnes dignes de foi, m'ayant assuré de la vérité du fait, je ne pouvais croire qu'on eût voulu m'en imposer. J'en goûtai, & j'y retrouvai l'odeur, & la saveur des eaux marécageuses. Les eaux de cette sorte étant ordinairement remplies d'insectes, je commençai dès lors à soupçonner, que la matière phosphorique dont on m'avait parlé, pourrait fort-bien n'être autre chofe que quelques infectes lumineux. Je demandai alors à mes guides, fi l'eau était phofphorique en tous tems : ils me répondirent que oui ; qu'il y avait cependant des faifons où elle l'était beaucoup plus, que dans d'autres. Ayant enfuite fouillé dans la vafe qui était fur les bords, je vis paraître à l'inftant des pelotons de lumière, que l'eau emportait rapidement avec elle, & defquels on ne pouvait s'emparer. Mais prenant une poignée de cette vafe, & l'ayant froiffée entre mes mains, j'ai obfervé les mêmes traces de lumière que laiffe un ver-luifant lorfqu'on l'écrafe ; & cette lumière difparaiffait en très peu de tems.

Tous ces phénomènes me perfuaderent que ces pelotons lumineux n'étaient qu'un agrégat de petits infectes luifans, qui perdaient cette propriété en perdant la vie ; comme il arrive aux infectes lumineux de la mer obfervés par Mr. Rigaud, à la fcolopendre marine, & à plufieurs autres de même nature. Car fi ce phofphore avait appartenu à tout autre fubftance, il n'aurait pas difparu fi fubitement.

Enfin ce qui me fortifia encore davantage dans cette opinion, c'eſt qu'ayant rempli une écuelle de la vaſe avec la précaution de ne pas écraſer les inſectes, il y a eu des pelotons qui ont conſervé la lumière pendant plus de trois heures.

§. 72.

A la vérité j'ai bien regretté de n'avoir point de microſcope avec moi, pour pouvoir me convaincre entièrement de l'exiſtence de ces animalcules luiſans, & en déterminer la figure : car je n'ai pas pu, le lendemain au grand jour, les diſtinguer à la ſimple vue : ce qui me fait penſer que ce ſont des inſectes microſcopiques. Peut-être ſont ils les nimphes de ces mouches luiſantes, qu'on voit dans le mois de mai.

§. 73.

Quoiqu'il en ſoit, ne ſachant pas, que perſonne ait encore obſervé de pareils inſectes dans les eaux douces, j'ai cru à propos de publier cette obſervation afin d'inviter ceux, qui cultivent l'hiſtoire naturelle à étendre leurs recherches ſur d'autres eaux que ſur celles

de la mer, & à examiner furtout les eaux ma-
récageufes. Peut-être même fi on examinait
avec attention, & avec de bons microfco-
pes le bois phofphorique à demi pourri, trou-
verait-on que fa lumière eft due à des vers
microfcopiques contenus dans le bois: car
outre qu'il parait en général, que le principe phofphorique eft plus propre au règne
animal qu'au végétal, il eft certain que fi
on laiffe fécher le bois luifant, & qu'on le
mouille enfuite, il ne recouvre plus fa lumière; ce qui vient peut-être de ce qu'en fe déf-
féchant, les animalcules lumineux perdent
la vie.

F I N.

FAUTES A CORRIGER.

Pag. 8. *Lign.* 28. avec elle *lif.* avec lui.
   10. *Lign.* 7. ouverte *lif.* ou verte.

TABLE

DES MATIÉRES LES PLUS INTÉRESSANTES

CONTENUES DANS CET OUVRAGE.

IMPRIMATUR

FR. VINCENTIUS MARIA CARRAS

ORDINIS PRAEDICATORUM

S. T. M.

VIC. GEN. S. OFFICII TAURINI

V. VELASCUS

COLLEG. MEDIC. PRAESES

Vu PERMIS D'IMPRIMER

DE FERRERE

POUR LA GRANDE CHANCELLERIE.